仏教と看護

ウパスターナ 傍らに立つ

藤腹明子

三輪書店

序文

今、二つの情景が目に浮かぶ。一つは本書の著者と数人の仲間で仏教看護研究のために昭和六十二年七月から始めた「京都ビハーラの会」で、中村元先生が訳された『ブッダ最後の旅』（岩波文庫）を輪読していた時の様子である。もう一つは、その中村先生に平成二年十二月十三日、東京ステーションホテルの一室で、先の輪読会のことをお伝えした時「看護に関わる人達がそのような目的のために読んでくださることは大変嬉しくありがたい」とおっしゃって、深々と九十度に近いお辞儀をされたことである。

中村先生の深々としたお辞儀は、ご自身の訳された本が輪読会のテキストに使われているということに対してではないと思われる。仏教関係者ならいざ知らず、現代日本の医療や看護教育に携わる人をして、自らが関わり実践する医療・看護の拠り所として、理論根拠として、読みたい、学びたい、聞きたい、と、思い立たせる仏典そのものに対する、仏の教えの存在に対する「礼」であったと思われるのである。

本書『仏教と看護――ウパスターナ 傍らに立つ』は、著者藤腹明子氏にとっての「仏の教え」に対する「如是我門」（我、是の如く聞けり）の書であると推察している。同時に、ご自身が三十年近くにわたって関わられた「看護」ということに対するそれでもあることは確かなことであろう。そのことは、随所に見られる「如是我聞」の姿勢が、本書を貫く基調であり、決して仏教看護ということでの徒な自己主張の書ではないことを示している。言い換えるならば、この「如是我聞」こそが、絶え間なく静かに時には激しく流れる渓水のように、仏教看護という時に流れ続ける必要不可欠で最も大事な姿勢と考えるからである。そして、病める人の傍らに立つ時の看護する者の基本であるともいえよう。

看護ということは、人間が人間にかかわる行為や思いとして、最も基本的な有史以来の人間の営みの一つである。極寒の地にあっても、灼熱の地にあっても、砂漠のオアシスの傍らでも、高層ビルの建ち並ぶ近代都市の片隅でも、さらには戦場においても看護行為は存在し、その思いは通い合う。また、老夫婦のおぼつかなくも第三者の介入の余地のないたった二人のいたわりあいから、先端医療での組織化された看護まで、時を超え、処を選ばず看護は展開している。

看護は人間の生活の一部であり、「生老病死」の時々において必然な人間同士の関わりである。それゆえに、親子や夫婦などの家族間での愛しい者への素朴な看護から、学問的に裏付けされた組織的な看護まで、我々は総じて看護と呼んでいる。いずれの場においても、そこには共通する看護への思いが通奏低音のように流れているはずである。

しかし、専門分化やそれに伴う知識や技術の高度化ということが進むと、一方で素朴な「病める人への看護」は脆弱となり、他方の高度化された看護は「人体の看護」として一人歩きをしかねない。だからこそ、看護を受ける側となった人々と、看護を提供する側となった専門家の双方から「看護とは何か」ということが繰り返し問われるのであろう。この問い掛けを失う時、看護は看護でなくなるであろう。

ところで、看護ということは、人間の「いのち」に直接して、様々な経験や考えをもとに展開されてきた骨太い人間の営みであったはずである。そして、その看護という営みの根底に、いつの時代も願いや祈りが交錯していたはずであり、その願いや祈りを集約ないし焦点化する宗教があったはずである。

今、本書の著者が仏教看護という言葉や、仏教看護の学ないし論の必要を問い掛けるのは、「看護とは何か」という素朴な問いへの回帰を前提として、この看護という営みの根底にある願いや祈り、ひいては宗教ということについて再認識することの必要性と重要性を確認し、指摘したいということであったと思われる。しかも看護の普遍性の一方で、看護の根底にある宗教に注目することによって、個別性の主張、すなわち看護のアジア的なるもの、日本的なるものとして、病める人にとってより望ましい看護を「仏教看護」という独自性に求めての積年の考察の成果が本書といえよう。

最後に、本書は、従来の仏教学者による仏教学研究とは異なる、現在に生きる人間の「生老病死」の苦悩に応える、看護の立場からの極めて実践的、臨床的な仏教論であり、今後の仏教学研究に新たな一領域を開拓する可能性をも示すものとして、著者藤腹明子氏に敬意を表したい。

合掌

ビハーラの会本部　世話人代表

田宮　仁

まえがき

看護者として看護に関わって、三十年近くが経とうとしている。臨床で初めて患者さんを受け持ち、四苦八苦していたことが、ついこの間のことのようでもあり、またずいぶん昔のことのようにも感じられる。看護教育にたずさわってからもずいぶん時間が経ってしまった。

看護学生だった一九六〇年代後半といえば、看護論に関する書物も文献も今とは比べ物にならないほどに少なかったように記憶している。しかし、当時の看護の先輩たちは凛としていて、とても素敵で魅力的であった。

先輩たちから多くの影響と学びを得た。看護自体についてはいうまでもなく、患者を護るうえでの医師と対等に向き合う姿には、看護者としての自尊心や誇りが感じられ、学生心にもどれほど病棟婦長や臨床指導者の姿に憧れたことであろう。看護ということが大好きで、素敵な仕事であり、天職とさえ思える基を築き、看護職に対する誇りが持てたことは、そのような当時の先輩との出会いのお陰である。

また、看護者である前に、人間としても、女性としても、社会人としても常識や教養を備えた魅力ある存在であらねばならないということ。それは、さまざまな患者やその家族と関わり、他種職と連携しながらよりよい看護を提供していく場合に、大切な要素であることを先輩たちは身をもって示してくれた。さらに、看護とは何か、よりよい看護を提供するためにはどうあらねばならないか、ということをいつも意識していることの大切さを教えられたことは、その後の看護者としての生き方の基調とさえなった。

一方で、看護という仕事を通しての多くの患者との出会いは、「生老病死」という人間の命のあり様にきちんと対峙することを教えてくれた。とりわけ、生と死の狭間をさ迷い苦悩する病者やその家族を前にして、「死の看取り」や「宗教」への関心が喚起され、このことは今も私の研究テーマとなっている。

ところで、一九九四年に思うところがあって勤めを中断した。看護学校を卒業して以来、初めて看護の仕事から離れたわけであり、看護教育にたずさわってからでも二十三年目のことである。

思うところがあってというのは、看護界や看護教育が志向していると思われる「看護」と、自分の看護に対する考えとの間に、生じ始めたある種の齟齬ゆえである。次々と翻訳され、移入されていくアメリカの看護理論やその方法論。そして、それらの理論や考え方をいち早く現場に導入しなければ、あたかも遅れをとるかのような風潮、それらを使えばそれまでの問題や課題が一挙に解決するかのような報告が次々となされる現状に、感じ始めていたある種の危惧と違和感がより強くなったからである。とりわけ、アメリカ看護協会の看護の定義や看護診断を鵜呑みにするかのように導入した「看護過程」には戸惑いを覚えた。翻訳された日本語への違和感もさることながら、もし私自身が患者であったなら、そのような看護の考え方のもと、そのようなカテゴリーに当てはめて私の問題が判断され看護されるとするならば、ある種の戸惑いを覚えるからである。

看護に国境はなく、看護の本質も万国共通であり、看護の担い手は看護者であるとしても、患者へのまなざしのあり様がかつての先輩たちが示してくれたそれとは違ってきたようにも感じられた。

これらのことは同時に、日本の国に住み、日本の文化、習俗・習慣の中で生活している以上、看護のあり様もその国の文化、宗教、国民性、歴史、風俗・習慣などの影響を受けざるを得ないであろうし、したがって日本における看護には、日本および日本人の諸々の特質が反映された主体性と責任を持った日本的な看護の必要性があるということを自身に喚起することになった。

しばらく看護職を離れてはいたものの、やはりわが国にふさわしい看護の個別性と独自性を持つことがより日本的な看護になるのではないかという思いはますます強くなっていった。翻訳された看護論が山ほど積まれ、勉強会や研究会、学会などで取り上げられ、その理論のもとに実践されているにもかかわらず、それらが看護の現場に定着し、根付いていかないと思われる理由は、そこに日本にふさわしい個別性と独自性を見い出せないからではないか。このことがきっかけになって、生まれたのがこの本である。

そして「仏教看護論」挑戦への背景には、仏教文化圏ではぐくまれてきた日本人にとっては、キリスト教文化圏で生まれた看護論よりも、仏教が教えるところの理論、知恵、方法論を取り入れた看護論の方が、むしろ日本の国に根付いて行く可能性を秘めているのではないかという思いがあった。しかし、「仏教看護」などという言葉を用いて、看護論の提案をすること自体、「非科学的看護論」と糾弾されることはほぼ間違いのないことと覚悟している。

しかし、看護の対象は人であり、看護学は人が人に関わる領域の学問である。しかも、看護の対象およびその内容は、人間の誕生前から死後の世話までを含め、「いのち」の「生老病死」のすべてに関わるものであり、そこには当然のこととして、科学の力や人間の力では解決できないことも多々存在し、生じてくるものと考えられる。看護や看護学は科学の対象となる事象のみならず、「癒し」や「救い」という領域の事柄をも問われる学問であるという前提に立って、看護をとらえたいと思う。

そして、看護が人間の「生老病死」という「いのち」の営みの過程にかかわる行為であるという点において、科学的な認識も非科学的な認識もともに重視される必要があろうと考えている。科学的看護を実践する場合にも、看護を駆使する看護者が、その価値と方向性を宗教精神においた時、それは新しい「科学的看護論」の一つになり得るのではないかと信じている。

この本が、ひとりでも多くの看護者のお役に立てば嬉しく思う。

藤腹明子

仏教と看護——傍らに立つ《ウパスターナ》

目次

序文

まえがき

第1章　仏教看護論の可能性

第2章　仏教看護の主要概念

第3章　人間の「生老病死」と仏教看護の関わり

カバー画／堀本恵美子
表カバー CURRENT B-4 部分
裏カバー CURRENT W-539
ブックデザイン／菅谷貫太郎

第1章

仏教看護論の可能性

1 なぜ今、仏教看護を問うのか

看護は科学であらねばならないといわれて久しい。日本においてもそのような主張は第二次世界大戦終結後に声高に語られ、現代の看護論がいわゆる「科学的看護論」であることが当たり前となり、そのような看護のあり方自体についてあらためて考えるような雰囲気すらないのが実情である。

したがって、いわゆる「科学的看護論」が支配する現時点の看護界で、他の何らかの看護論の提案を試みようとするならば、それは「非科学的看護論」と糾弾されることはほぼ間違いのないことであろう。まして、「仏教看護」などという言葉に対しては、「宗教的看護論」「呪術的看護論」などの言葉を以て、門前払いさえされかねないのが実際のところといえよう。しかし、あえて現在当然のこととして流布している科学的看護論に対比される看護論として、「仏教看護論」なるものを提示したいと考える。

では今なぜ、科学的看護論に対比される「仏教看護論」や「仏教看護学」を問うのか。それはいうまでもなく、看護の対象が人であり、人が人に関わる領域の学問だからである。しかも、看護の対象およびその内容は、人間の誕生前から死後の世話までを含め、「いのち」の「生老病死」のすべてに関わるものだからである。そこには当然のこととして、科学の力や人間の力では解決できないことも多々存在し、また生じてくる。つまり、看護や看護学は科学の対象となる事象のみならず、「癒し」や「救い」という領域の事柄をも問われるもの（学問）だからである。

庄司和晃氏は著書『科学的思考とは何か』（明治図書、一九九三年刊、2ページ）において「科学の教育は非科学や前科学の教育との統一のもとにとりあげないと十全なものとはなりえないのではないか」と指摘している。たとえ、非科学あるいは前科学と指弾されようとも、そのある思考法が問題解決法として有用であるとした歴史や人々があるならば、その思考法を無視してよいものとはいえないのではないだろうか。むしろ、そのような思考法をも視野に入れて、問題解決という目的に向かっての考察を進めることの方が科学的とさえいえるのではないだろうか。

ついては、看護の目的に即してさまざまな健康上の問題を判断し、それが解決に向かうために、さらには、より内容と質の高い看護を提供するために「仏教看護論」や「仏教看護学」を考えることには、新しい科学的看護論の一つとして位置づけられる可能性が存在するのではないかと考える。

その可能性を裏付けるために、まず、現在の科学的思考を前面に押し出した看護や看護教育の特徴について考えてみたい。いわゆる「科学」は、現実そのものを対象とし、事象それ自体の中に説明原理を求めていこうとするものである。つまり、科学的思考というのは、仮説を立てて演繹的に検証していき、分析したり、法則を発見する、しかも論理的で客観的な思考方法である。

したがって、人の誕生前や死あるいは死後の問題にかかわるような、客観的な説明が困難な事象や価値判断を求められるような事柄については、科学的知識や思考では対処しかねることになる。たとえば、「なぜ私の子どもが、障害をもって生まれてこなければならなかったのか」とか「なぜ私が、がんのために人生半ばで死んでいかなければならないのか」などという患者からの投げ掛けに対して、科学としての医学はその発生のメカニズムや成り行きについて答えることはできるであろう。しかし、「なぜ私に」とか「なぜ今」、という必然性や実存的意味に対しては、科学的思考をもっては答えることはできないはずである。

このような悩みや疑問、不安や不満に対して、その人がその罹病の意味を納得し、受け入れ、その現実に真摯に向き合い、病気にまつわる恐れや不安を取り除くことができるようになってこそ、医者や看護者は真の治療者、看護者といえるのではないだろうか。

あるいはまた、科学や科学技術の発展の産物でもある遺伝子操作や胎児診断・臓器移植などについても、個々人の価値観や倫理観・宗教観などによってそれらに対する態度や選択は異なってくる。それらを善しとする人もいればその反対の立場をとる人もいるであろう。要するに、どれほど〝科学〟が進んだとしても、科学それ自体に価値判断や方向性の選択はなく、それらの判断や選択は科学を駆使する人間に委ねられているはずだからである。

もちろん、看護を科学的に探求し実践すれば、現在の看護学が学の対象とする事柄（特定の実体化した看護上の問題）については、それが有効な解決方法であることは間違いのないことである。ただし、看護ということが、科学の対象と成り得る実体としての事柄のみへの対応を以て「看護」というならばのことであり、その場合には本書の取り組み自体が意味をなさないこととなってしまう。

筆者は、あくまでも「看護」の対象は人間であり、その人間に生じる実体化した現在の看護学上の問題のみならず、対象に対して生じてくる看護上のさまざまな問題（客観的な説明が困難な事象や価値判断を求められるような事柄も含めて）にも対応でき、解決に導いたり、その糸口を与えることができたり、対象から信頼される看護が提供できることを以て「看護」と考えるものである。言い換えれば、その人間に惹起する事象に対するその人自身の反応は実にさまざまであり、さらには、その人の生き方や価値観、信条も異なるため、一般的な法則性がすべてに当てはまるとはいい難い面があることを前提として、看護ということをとらえ考えねばならないとするからである。

たしかに、看護を科学的にとらえることは、看護者の看護実践に必要な能力・資質をある基準に保つための方法論として有効であり、看護サービスにおいて最低限の質を保証するうえでの手段としては重要であろう。しかし、科学的思考が看護の学問的方法論として位置づけられたとしても、その「科学」自体には価値や方向性はない。その学問的方法論としての科学的看護を駆使するのは看護者であり、その看護者の価値観と方向性が、科学で解決できない事柄に対する看護の質を決定していくのではないかと考える。

したがって、科学的知識は、それがどれほど発展しても、私たちが生きていくうえで大切な価値観や信仰・信条に伴う知識を提供してくれるものではない。「人間存在の理由」「正しい心のあり方」、あるいは「こういう生き方が尊く望ましい」とか「病いにあらわれた意味」というような事柄については、科学の発見が私たちに何かを教えてくれることはない。

一方、非科学である宗教は、人間が生きていくうえで大切な絶対的価値の基準を示すものである。宗教はさまざまな事象に対し、人間が生きていくうえで大切な価値判断の基準を示してくれるものであり、倫理や道徳の基礎をもなしている。

このように科学と宗教には、本来、質的な性格の相違があるが、看護の主体も対象も人間であるということ、そして看護はその人間の「生老病死」という「いのち」の営みの全過程に関わる行為であるという点において、科学的な認識も非科学的な認識もともに重視される必要があるように思われる。

つまり、科学的看護を実践する場合にも、看護を駆使する看護者がその価値と方向性を宗教精神に置いたとき、それは新しい「科学的看護論」になり得ると考えられる。したがって、「仏教看護論」は、科学的看護論に価値と方向性を与えた新しい看護論の一つになり得る可能性を秘めていると思われる。仏教看護論の理論化は、将来の「仏教看護学」の体系化にもつながっていくことであろう。

2 「仏教看護論」であることの意味

では、なぜ新しい科学的看護論としての可能性を「仏教看護論」に求めるのかということになる。まず、日本の看護の歴史は、仏教を抜きにしては語れない。ヨーロッパにおける看護の出発点がキリスト教精神を基として行われてきたように、日本の看護も大陸から渡来した仏教の精神から出発している。聖徳太子の建立といわれる四天王寺の四箇院（施薬院、療病院、悲田院、敬田院）は看護史にもその名をとどめており、看護という行為が仏教の精神とともに始まり、救療活動へ発展していったことが知られる。

あるいは、看護教育の面においても、明治から大正にかけて東西両本願寺や知恩院などが看護婦養成をしたことは歴史的にも知られるところであり、明治二六年四月には真宗法話会の提案による「京華看病婦学校」が開校されている。京華看病婦学校の教育目標には、一、四恩を奉ずること、二、二諦の教義に宿縁を尋ねること。校内で行われる行事は、真宗の教則に基づいてなされること、三、「技術は国《いし》手《や》の命令に従い、精神は常に仏陀の感化に習うべし」[1] と掲げられ、仏教主義に基づいた教育が行われたことを伺い知ることができる。

また、明治三六年に開校した櫻花義会看病婦学校の大溪専師は、「仏教的看護婦養成に就いて」という一文の中で次のような主張をされている。

「看護婦は釈尊の芳蹟と金言と及び吾朝今日迄の看護歴史を繙けば全然宗教的なり、仏教的なり、（中略）寺院の子女としては最も好適なりと信ず、（中略）願わくば一派一萬の末寺の娘子軍が本校に入学して其の業を卒へ精神的に献身的に活動して肉体上疾病の看護と精神上疾病の宗教的看護とを為すを得ば百千の布教師の説教に優ること萬々ならん」（『救済』第一号）

このように、一部の資料を見るだけでも、少なくとも日本の看護は仏教の精神、すなわち慈悲の心を基として、病人や貧しい人々の世話をすることから始まっており、さらには時代を越えて看護と仏教の結び付きを期待した人たちがいたことが分かる。仏教が、人間の「いのち」、いのちの「生老病死」、人間本来の「生き方や幸せ」を考えてきた世界をもっているとするならば、その仏教が教えるところの理念、知恵、方法論を取り入れた「仏教看護論」を構築する意義は大きいのではないかと考える。

さらなる理由としては、より日本的な看護論ということで「仏教看護論」を取り上げたいことである。わが国は第二次世界大戦後、連合軍総司令部の占領下におかれたことから、戦後の占領政策とともに、アメリカの看護指導者によって新しい看護の考え方や施策が導入され、アメリカに遅れをとりながらも同じような専門職化の道をたどってきた。したがって、日本の看護研究や看護理論はアメリカから入ってきた科学的看護論の影響を色濃く受けながら発展してきている。日本語に翻訳される新しい看護理論や方法論は、あまり吟味されることもなく、また疑問視されることもなく、日本の看護現場に取り入れられてきているように思われる。

しかし、移入されたそれらの看護論や方法論は、はたして日本の看護現場にしっかり定着し根付いてきているのであろうか。筆者には、たとえそれが素晴らしい理論や方法論であったとしても、翻訳したそのままでは真の根付きにはなっていかないように思われる。なぜならば、看護のあり方にも、その国の文化、宗教、国民性、歴史、風俗習慣などが反映されるものであり、日本における看護には、日本および日本人の諸々の特質が反映されるものであると考えるからである。つまり、わが国にふさわしい個別性と独自性をもつことが、より日本的な看護のあり様であると考えたい。

しかし、多くの看護者たちは、看護の本質は万国共通であり、このような発想自体問題である、と考えるかもしれない。しかし、翻訳される看護論が山ほど溢れ、勉強会や研究会、学会などで取り上げられ、実践されているにもかかわらず、看護の現場になかなか定着し根付いていかないと思われる理由は、そこに日本にふさわしい個別性と独自性を見い出せないからではないかと考えている。

よって、仏教文化圏で育まれてきた日本人にとっては、キリスト教文化圏で生まれた看護論よりも、仏教が教えるところの理念、知恵、方法論を取り入れた看護論の方が、むしろこの国に根付いていく可能性を秘めているのではないかと考える。

3　「仏教看護論」「仏教看護学」の位置づけ

では、新しい科学的看護論としての可能性を秘めている「仏教看護論」「仏教看護学」はどのように位置づけられ、体系化される可能性をもっているのだろうか。

一つの考え方としては、現代看護学の体系における一つの教科もしくは単元の中で宗教的看護として位置づけ、そこで「仏教看護」について論じることが考えられる。

次なる考え方は、「仏教看護論」を一つの看護理論と考え、その概念を具体的な方法論にまで展開させていくものである。たとえば、すでにある「ナイチンゲールの看護論」や「トラベルビーの看護論」というように、一つの看護理論として打ち出していくという考え方である。

三つめの考え方としては、将来、「仏教看護学」が一つの学問領域に位置づけられる可能性のあるものとして考え、新たに「仏教看護学」を体系化していくという考え方である。この考え方を実現していくためには、今後どれほどの歳月を要するのか想像するに難くない。しかしながら、「仏教看護学」が一つの学問領域として、体系化される可能性は十分にあるものとみている。そのためにも、まずは、「仏教看護論」を看護理論の一つとして位置づけるための試みが必要となるだろう。

ところで、理論研究の出発点は「定義」する作業であるとよく言われる。定義することによって、その概念の内容を構成する本質的特性が明らかになり、他の概念から区別できるからである。看護の理論研究においても、まずは看護に定義を与えること、そして看護において用いられる主要な用語の概念を明確にし、看護の前提となるもの、理論上の主張、論理形態等を整理していくという過程をたどる場合が多い。ここでは、まず仏教看護の本質的特性を明らかにするうえで、「仏教看護」に定義を与え、仏教看護の前提となるもの、理論上の主張について整理しておきたい。

（1）「仏教看護」の定義とその基本構造

「仏教看護」の本質的な特徴を明らかにするに当たり、さらなる検討の余地があるが、現段階において仏教看護を次のように定義したい。広義の定義としては、「仏教看護は一切の生きとし生けるものすべてにかかわる看護の理論と実践の体系」ということができるだろうが、ここではより狭義の意味で定義した。

仏教看護は、人間の生老病死にともなう肉体的・精神的苦痛や苦悩に対して、その人自らがその苦を引き起こしている原因や条件に気付き、その苦を滅するための正しい方法を行じて、めざすべき理想の姿に気付き、いたることができるように、個人、家族、集団に対して援助するとともに、看護される者、する者がその関係のなかでともに成熟することを目的とする。

この定義文から仏教看護の概念化を試みるならば、仏教看護の「対象」は人間であり、ときには個人、家族、集団がその対象となる。看護の「目的」は、「その対象がそれぞれにめざすべき理想の姿に気づき、いたること」と、「人として成熟すること」を目的としている。そして、その目的に達するための「方法」とは、「その人自らがその苦を引き起こしている原因や条件に気付くような方法」であり、「その苦を滅するための正しい方法を行じる」ことによると考えられる。

また、看護の主体である看護者も、場合によれば看護の対象となり得る存在であり、対象への看護実践を通して、看護者自らもさまざまな人生苦の現実や生きることの意味・疑問に対峙させられることになる。したがって、仏教看護は、看護の対象も主体も、「生老病死」に伴うさまざまな苦しみに向き合いながら、そのなかから絶対の真理、真実の道理に気づかされ、ともに成熟することをめざすものであるということになる。

　では、「成熟」とはどのようなことをいうのであろうか。「成熟」という言葉を国語辞典や漢和字典で調べてみると、岩波の『国語辞典』には「(人間の体や心が) 十分に成長すること」とあり、講談社の『新大字典』には「穀物が十分に実ること。転じて、物事のできあがる時期に達すること」とある。また、ゴードン・オルポートという心理学者は、人格の成熟について考察し、成熟した人格の基準について次のように述べている。つまり、「……成熟したパーソナリティは（1）広く拡大された自己意識をもつ。（2）直接あるいは非直接的な接触において自分を他者に暖かく関係づけることができる。（3）基本的な情緒的安定をもっており、自分を受容している。（4）外的な現実に従って喜んで知覚し、思考し、行為する。（5）自己客観視、洞察とユーモアの能力がある。（6）統一を与える人生観と調和して生活する……」[2)]としている。

　人間が自身の「生老病死」に対峙し、また他者の「生老病死」に向き合うためには、まさにこのような人間的成熟が求められており、このような人間的成熟は「看護」を通して高められていくように思われる。仏教では、この世的なる肉体を中心とした迷いを吹き消した状態にいたることを「涅槃《ねはん》」というが、人間も究極はこの「涅槃」の境地をめざしている存在ではないかと思われる。つまり、この世のさまざまな苦しみの中にあっても、その苦しみにもがきおぼれることなく、それらの苦しみを客観視、達観視できるような状態になることが「涅槃寂静《ねはんじゃくじょう》」の境地であり、この境地が人間としての最終的な自己実現のあるべき姿であり、人間がめざす「成熟」の姿と重ね合わせて考えることができるであろう。

（2）「仏教看護」の前提

前提とは、ある現象についての理論を真であるとして受け入れるためには、これもまた真であるとして受け入れなければならない現象についての信念であり[3]、また、信念とは、真理として受け入れられた見解もしくは確信であって、必ずしも科学的知識によって裏付けられている必要はないとされている[4]。仏教看護の前提は次のごとくである。

仏教看護は、仏教の教え（経《きょう》・律《りつ》・論《ろん》）に看護の価値と方向性を求めた「看護」に位置づけられ、それは仏教の人間観、健康観、病気観、生死観、環境観をその基本にすえている。仏教看護の目的は仏教の教えから導かれる看護の方法論により達成され、それは対象と看護者との人間関係の過程において達成される。仏教看護に関わる専門家には看護師、助産師、保健師などが含まれ、それぞれに独立・連携しつつ機能するものである。

また、仏教看護の実践をめざす看護専門家は仏教看護学のカリキュラムを修了している者であり、仏教看護の概念を自覚し、その役割を認識していることが求められる。さらに、人間および自身の「生老病死」に関心を払い、対象の「生老病死」に伴うさまざまな必要に接近できなければならない。当然、自身も看護の対象となり得ることを自覚しており、看護の実践を通して人間として成熟せしめられることも自覚している人である。さらにまた、仏教看護の実践をめざす看護専門家は、自らの生き方においても仏教精神に関心を払い、謙虚に学ぶ姿勢を有し、自己の生死観を形成する姿勢や態度を忘れないことが重要であろう。

（3）「仏教看護」の理論上の主張

看護理論にはそれぞれ理論上の主張があるが、それが、どのような考え方を基本においているかによって、特徴あるカテゴリーに分類されることがある。看護理論の分類についても、何を基準にして分類するのかによって、その範囲が異なってくる。ここでいう理論とは、看護全体を説明するようなグランド理論（grand-theory）を意味するものとして考えたい。

このような範疇に入る理論には、たとえば、発達に関する理論、欲求に関する理論、人間関係に関する理論、現象学的アプローチによる理論、システム論に焦点をあてたものなどがあるが、「仏教看護論」は将来どのような理論に位置づけられるのだろうか。仏教看護における主要概念・前提などから導かれる、仏教看護の理論上の主張は次のようである。

1. 仏教看護論は仏教の教えに看護の価値と方向性を求めた看護論に位置づけられるものであり、その理念は仏教の人間観、健康観、病気観、生死観、環境観などから導かれるものである。
2. 仏教看護の目的は仏教の教えから導かれる看護の方法論によって達成されるものであり、それは、仏教看護の目的を自覚している看護者と対象との人間関係の過程において達成される。
3. 仏教看護の対象である人間は、誕生・成長・衰退・消滅という過程をたどる存在であり、それは人間としての自然な〝いのち〟の営みの過程である。また、人間はすべて他のものに依拠する性質を有しており、支え合って初めて存在するものである。
4. 人間は避けることのできない「生老病死」という〝いのち〟の営みを通して、人生の無常を知り、この世が移ろいゆくはかないものであるということを知ることによって、真実の世界に気付かされることが多い。仏教看護は看護する者、される者がその関係の中で、ともにその真実に気付き合うことをも目的としている。

5. 看護者の仏教看護に対する関心・知識・技術・態度・信念等は、看護の対象が「生老病死」に伴う肉体的・精神的苦痛や苦悩に対して、その人自らがその苦を引き起こしている原因や条件に気付き、その苦を滅するための正しい方法を行じることができるように援助し得る程度や看護の質を決定するものである。

6. 仏教看護に携わろうとする看護者は自らも「生老病死」に向き合い、生と死の超克しがたい一線を超えるための努力を常に怠らない人である。さらに、仏教看護に携わろうとする看護者は、自らも正しい生活、健康的な生活を送ることの大切さを自覚し、努める人である。なお、仏教看護を実践する真に優れた看護者であろうとするならば、次のような資質や態度をたとえ一つでも身に付けようと心がけている。

①看護という行為に自ら喜びと誇りを感じ
②だれからも信頼され、折り目正しく品性に香りが感じられるような
③真の事実を大切にし、嘘をつかず
④むさぼりの心、怒りの心、愚かな心から離れ
⑤明るく、未来の世に希望をもち
⑥すべてにおいて節度をわきまえ
⑦時間を守り、約束を忘れず
⑧すべての対象に対して公平であり

⑨看護行為において、不浄、穢れを離れており
⑩毎日何かを学び、反省し
⑪謙虚であり
⑫人とは争わず
⑬優しい言葉を口にすることができ
⑭心に静けさがある
⑮死に対する強い恐怖心や不安がなく
⑯温かいまなざしと鋭い洞察力を有し
⑰未来の世に信があり、恥じる心があり
⑱努力し、励み
⑲ものごとに執着することがなく
⑳心の念いが安定しており、行いが静かである

以上のような資質や態度については、仏教の経典にある教えを基としている。

ここでは、仏教看護を問う意味や意義について、試論を述べたつもりである。筆者の指針としてはどこまでも仏教の教えやものの考え方を拠り所として考察を進め、現在のいわゆる科学的看護をも含めたさまざまな理論も包含しながらの展開を試みているものである。

もちろん、仏教看護にも理論的な基盤が必要であることはいうまでもない。したがって、さらに理論的な根拠を明らかにしていくためには、仏教を基本においた看護の主要概念を明確にし、それら各概念についての特定の信念を検討し、それぞれの概念間の関係を整理し、命題を立てていく作業をしていく

ことが求められている。そのようにして、仏教看護の理念を明らかにしていくことが、具体的な看護の実践にも方向性を与えていくことになるであろう。

そして、「仏教看護論」において組み立てられた理論や原理は、それを実践する現場での体験や経験を通して検証され発展していくことになるものと考えられる。やがてはそれらが「仏教看護学」の体系化にもつながっていくかもしれない。いずれにしても、仏教看護の目標や課題、「仏教看護論」の真偽が実践の場において経験的に検証できなければ、それは一つの看護理論とはなり得ないであろう。しかし今後、看護実践を通して、仏教看護という一つの実践理論が生み出されていくとするならば、やがてはそれらが「仏教看護学」の体系化にもつながっていくものと考えられる。

あえて今、「仏教看護論」がどのような看護理論に属するものであるのかを考えるならば、やはりそれは「宗教的看護論」であり、今までにない新しい理論として位置づけられることになるのかもしれない。

いずれにしても、仏教看護を標榜する以上は、看護者自らが聞き、知り得た仏教の教えに従い、看護実践の場においてそのことを実証していくことが大切なことであろうと考える。仏教を基本においた看護の主要概念、それら各概念についての特定の信念の検討、およびそれぞれの概念間の関係や命題などについては、次の章において取り上げている。

引用文献

1）亀山美知子著『近代日本看護史Ⅲ宗教と看護』（ドメス出版、一九八五年、二一二）
2）G・オルポート著『人格心理学』（誠心書房、一九六八年、三九一、三九二）
3）アン・マリーナ-トメイ著『看護理論家とその業績』（医学書院、一九九一年、二二）
4）G・トーレス、M・スタントン著『看護教育カリキュラムの作成過程』（医学書院、一九八八年、三二）

第2章

仏教看護の主要概念

仏教は一つの宗教の名として用いられているが、仏教看護を考えていくうえで、宗教とは何か、仏教とは何かを考えずして仏教看護を理解することは難しいように思われる。しかし、宗教学や仏教学の門外漢である筆者がそれらの概念をまとめて取り上げ、整理することは至難のわざである。したがって、ここでは簡単に「宗教」と「仏教の特色」について取り上げ、仏教の基本的な教えについては、仏教看護の主要概念である「人間」「健康」「病気」「社会・環境」などの項に関連づけて取り上げていきたい。

1 人間と宗教

(1) 人間にとって宗教とは

仏教看護の主要概念について考える前に、人間にとって「宗教」はどのような意味をもつものであるのかについて考えてみたい。なぜならば、仏教は一つの宗教の名として用いられているからである。現代哲学事典には、「……宗教の目ざすところは、有限な人間の地上の苦悩の世界に光明を与え正しい生き方を示そうというところにある。仏教もまた無明の世界からの解脱を教え正しい人間の生き方を与える……[1]」とある。漢和字典では、宗教の意味するところは「①［仏］根本原理。宗旨。②崇高偉大なあるもの（神や仏）を畏敬・崇拝し、これを人格化して信仰・帰依し、安心立命を得ようとするもの[2]」とある。また岩波の『国語辞典』では、「神または何らかのすぐれて尊く神聖なものに関する信仰。また、その教えやそれに基づく行い」と記されている。

さらに、宗教という熟語は、古く中国の仏教論書に使われており、〈宗〉と〈教〉に分けて説明されている。それによると〈宗〉とは教えの中にひそむ究極の理、つまり要義（奥義）・要旨（宗旨）を意味し、〈教〉とはそれを相手に応じて教え説いたものであること。〈宗〉は言説を超えたものであるが、〈教〉はいろいろな形態で存在し得るものであり、これら二つを合わせて、要するに仏教を意味するものに他ならなかった、とある。[3)]

つまり、宗教という言葉はもともと仏教において用いられた言葉であり、仏教の特定の教義の要旨を示すことを宗教と呼んでおり、宗教といえば仏教のことであったことが知られる。ところが、明治維新に際して西洋との接触があり、英語のレリージョン religion の訳語として「宗教」が用いられるようになり、宗教といえばレリージョンの概念をもって考えられるようになった。レリージョンはラテン語のレリギオ religio に由来し、語源には「再び結び付ける」の意があり、つまり「人と神とを結び付けるもの」という意味が含まれている。

そして、それまでの日本の宗教とは異なるキリスト教の出現をみてから、次第に「宗教」という言葉は、宗教一般をさす概念として用いられるようになり、今日と同じように使われ出したのは明治十年代くらいだといわれている。しかし、宗教がそれぞれに形式や内容を異にしているとしても、そこに共通するものは人間を超えた存在に対する何らかの信念や思想を含むものであり、その信念は、人間を超えた存在である神仏への信仰を基本としていることが分かる。

では、そのような「宗教」は人間にとって、どのような意味をもつものなのだろうか。たとえば、ナイチンゲールは「私たちが神の備えられた道に従っているかぎり、私たちに与えられた看護という仕事は、大きな恵となるでしょう」といい、ベートーベンは「神性に近付いて、その輝きを人類の上に広げる仕事以上に美しいことは何もない」としている。また、文豪トルストイは「まことの進化は、宗教的な進化である」といい、イギリスの政治家グラッドストーンは「自分はすべてのものを捨てても宗教を捨てることはできない」といっている。あるいは日本においても哲学者の西田幾多郎は「真摯に生きんと欲するものは、必ず熱烈なる宗教的要求を感ぜずにはいられない」といい、国文学者本居宣長は「世のなかのよしもあしきもことごとに、神のこころのしわざにぞある」としている。

取り上げれば切りがないが、さまざまな時代のさまざまな分野の偉人たちが、宗教の必要性や素晴らしさについて言葉を残している。宗教はそれを信じる当事者にとっては、絶対的な意味をもつものであり、いずれにも共通していることは、宗教が人間と人間を超えた存在とを結び付けているという点である。

いずれにしても、宗教とは神仏と人間の関係を説き、この宇宙のしくみや真実の世界を教え、生死の意味を明らかにしてくれるものであり、人間を素晴らしく成長させ発展させてくれるものではないかと思われる。そして、真実に向き合うとは、とめどなく流れている時間と変化していく環境の中にあって、生きている、生かされている自分の存在理由を問い掛けていくことではないかと考えられる。

真の宗教は、人間にとって最大の疑問である「人生の目的と意味・使命」を教え、考えさせてくれるものであろう。また、信仰とか信仰心という言葉をよく使うが、信仰とは宗教上の教義を奉じ行うことであり、信仰心とは見ることも、触れることも、感じることもできないものを疑わないで、まことと思い、信じることである。

(2) 仏教とは

仏教といえば、誰しもがその発祥の地インドを思い起こし、同時に「お釈迦さま」を思い浮かべることだろう。仏教はブッダ（Buddha）の説かれた教えであり、現代ではキリスト教、イスラム教とともに世界三大宗教の一つにあげられている。キリスト教はキリストの説かれた教えであり、イスラム教はマホメットが説かれた教えであり、仏教はブッダの説かれた教えである。一様に宗教といっても、その教えの性格は異なっている。

ところで、世界の宗教には、大きく分けて二つの流れがあるようである。一つは、神と人間がまったく別のものとして切り離されているかたちの宗教である。キリスト教などはその典型であり、宗教は人と神を結び付けるものであって、人間がどれほど修行しても決して神になることはできない。イスラム教も同様である。

もう一つは、神と人間が一体となることができると考える宗教である。人間が神になることが可能であったり、神に近付いていくことが可能であるとするもので、仏教はその典型であると考えることができるだろう。

仏教でいう「仏」とは、「悟りを開きたる者」という意味がある。「仏」という字は、古い字では「佛」と書くが、つくりの「弗」という字には、「非ず」という意味がある。つまり、「佛」とは「人に非ず」という意味になるが、「にんべん」がついているので、人間ではあるけれども人間ならざるものになった人が「佛」であるということになる。

またわれわれは「仏さま」という言い方をするが、仏というのは、古代インドの文語であるサンスクリット語の「ブッダ」に由来している。ブッダというサンスクリット語に同じ発音の漢字を当てて訳したものが「仏陀」であり、「目覚めた人、覚者」という意味をもつ。つまり、仏陀は真理に目覚めた人であり、覚者だということができる。仏とは、「仏陀」の「陀」を省略した語であり、われわれが普段仏さまという場合も、それがお釈迦さまであったり、阿弥陀さまであったり、観音さまであったりして、いろいろな仏さまがおられるということになる。

したがって仏教の開祖個人を呼ぶ時には、ゴータマ・シッダールタと呼ぶべきかもしれない。かれは姓をゴータマ Gotama 名をシッダールタ Siddhārtha といい、ネパールの釈迦族の中心地であるカピラヴァスツ（Kapilavastu）で国王シュッドーダナ（浄飯《じょうぼん》）の長子として生まれた。われわれはよく「お釈迦さま」というが、釈迦とはゴータマ・シッダールタの属していた種族の名である。また「釈迦」とは「釈迦牟尼」の略称であり、釈迦族出身の聖者を意味し、尊称して「釈尊」といっている。われわれ日本人には釈尊とかゴータマ・ブッダと呼ぶよりも「釈迦」あるいは「お釈迦さま」と呼ぶ方が、身近で親しみやすいようにも思われる。

（3）釈迦の生い立ち

インドに仏教が誕生したのは、今から二千五、六百年前にさかのぼる。その仏教の開祖である釈尊がいつ頃生まれ、いつ亡くなったのかについては諸説があるが、およそ三つの意見に代表される。一つは、紀元前六二四年から五四四年頃という説、二つには紀元前五六六年から四八六年頃とする説、三つめが紀元前四六三年から三八三年頃とする説である。学会においても、その年代論は一様でなく、確定的なことはいえないようである。

先にも述べたように、太子は釈迦族の中心地であるカピラヴァスツで父をシュッドーダナ、母をマーヤー（麻耶《まや》）夫人としてその長子として生まれた。王夫妻は王子の誕生をことのほか喜び、王子にシッダールタ（悉達多《しっだった》）と命名した。悉達多とは、梵語で「目的成就」を意味する言葉であるといわれている。

ところで、王子が誕生してわずか七日目に生母は亡くなり、王子は母后の実の妹、マハープラジャーパティ（摩訶波闍波提《まかはじゃはだい》）に育てられることになる。そして七歳の時から王として必要な教育を受け、十九歳の時に妃を迎え、後に妃との間に一子ラーフラ（羅睺羅《らごら》）をもうけた。太子は青年期の頃から瞑想的な体質であったようであり、一人で静かに物思いにふける傾向があったという。

このような何不自由ない境遇にあった太子が、なぜ出家をされたのかについては推察の域を出ないが、よく引き合いに出されるものに「生老病死」に対する疑問があげられる。現在では象徴的、寓話的に語られるようである。どのような内容かというと、太子の生まれたカピラ城に東西南北の門があり、東門から出れば、そこには年老いて老醜をさらしている人がおり、西門から出れば、そこには病気のために死んでいく人がいる。また南門から出れば、病気のために苦しんでいる人がおり、北門から出た時には、そこに真理を求めて修行している僧を見かけ、このような人間の生老病死の姿を見て深く感じるところがあり、太子が出家を決意するきっかけになったという仏伝（四門出遊《しもんしゅつゆう》）である。

太子が生老病死の苦を超えて永遠の安らぎを強く願い、すべての人々が苦しみから開放されることを心から願い、善を求めて出家されたということは、出家の一つの理由として考えることができるのかもしれない。もちろん、他にもさまざまな理由があったのかもしれないが、やはり、太子には持って生まれた天賦の宗教性が備わっており、仏陀になる素質をもっておられた方だと考えることができよう。

かくして、太子は二十九歳の時に王宮を出て、ひとり求道の生活に入られた。父王、妃、小さな子どもを残し、一国の後継者としての立場を捨て、釈迦族の人々との別離を選んで出家された太子には、われわれがはかり知ることのできない選択と決断があったことであろう。

出家者太子は、故郷カピラ城をあとにし、師を求めてさすらい、修行者に師事しながら修業生活に入られるが、十分な成果を得ることができず、遂に師を求めることをやめ、自らのなかに仏を発見していく道を模索していかれるようになる。つまり極端な修行の末に、いかに難行苦行を重ねても、悟りの境地に達し得るものではないことを知るにいたられたのである。そしてブッダガヤの菩提樹下において静坐し、あらゆる雑念と誘惑にうちかって、ついに最初の悟りを得てゴータマ・ブッダとなられた。出家後六年の月日が流れており、太子三十五歳の時のことであった。

ゴータマ・ブッダとなった釈尊は、しばらく菩提樹下のもとで法悦に浸っておられたが、やがて鹿野《ろくや》苑《おん》（ガンジス河中流域にあるヒンドゥー教の聖地ベナレス市の北東約七キロメートルにあり、現在のサールナート）におもむき、かつて苦行をともにした五人の比丘に最初の説法（初転法輪という）をし、彼らを教化《きょうけ》（人々を教え導いて仏道に入らせること）し、帰依《きえ》（すぐれたものに対して自己の心身を投げ出して信奉すること）させることになる。やがて、釈尊の名声は国都の内外に広まり、帰依する男女、弟子となる信者は日に日に増えていった。釈尊はその後、四十五年もの長きに渡り遊行《ゆぎょう》教化《きょうけ》（布教のために諸国を巡り歩くこと）を続けられた。そして、釈尊最後の旅を伝える『大般涅槃経《だいはつねはんぎょう》』の叙述によれば、釈尊はマガダ国の首都王舎城を出発し、ガンジス河を渡って北へ進み、故郷カピラヴァスツに向かう途中のクシナガラの地で入滅《にゅうめつ》（宗教的に目覚めた人が死ぬことを意味する）されることになる。多くの弟子や信者らに最後の訓戒を残し、八十歳の生涯を閉じられた。そして釈尊のご遺体は荼毘に付され、そのお骨はインドの八つの国に分けて埋葬されたと伝えられている。

(4) 仏教誕生

仏教はゴータマ・シッダールタによって開かれた教えであり、釈尊が在世中に宗教としての地位を確立したことはいうまでもない。しかし、当時においては、仏教という一宗派も、現代における新宗教、新々宗教の類いと同じような扱いをされていたと考えられる。仏教という一宗教が「宗教」としての体裁を整え、確立するためには釈尊の教えを整理し、体系化する必要があったことはいうまでもない。

かくして、釈尊の入滅後間もなく、その遺法や遺戒をまとめるために、五百人の長老たちが王舎城に集まって第一回の結集《けつじゅう》（比丘たちが集まって、合議の上で聖典を編集する聖典編纂会議のこと）を行い、経を編集したと伝えられている。その後、釈尊滅後百年頃、ヴェーシャーリで七百人が集まり第二回の結集が催され、律蔵が編纂され、さらに滅後二百年頃には千人の比丘が参集し、経律論の三蔵全部が修正されたとされている。

「経蔵」とは釈尊の説かれた教えのことであり、「律蔵」というのは釈尊が定められた規律や戒律を説いたものである。「論蔵」とは教えや戒律に関する意見や主張を集めたものであり、いわば学問的、研究的色彩を帯びたものであった。このようにして、ブッダの説法の概略がまとめられ、次第に整理されて普遍的な統一をみるにいたった。

引用文献

1）山崎正一・市川浩編『現代哲学事典』（講談社、一九九二年、三一二）

2）上田万年他編『新大字典』（講談社、一九九三年、六一三）

3）中村元他編『岩波仏教辞典』（岩波書店、一九九二年、三九一）

2 仏教看護における人間観

看護学のメタパラダイムは、一般的に四つの概念、すなわち「人間、健康、環境、看護」から成っている。したがって、看護理論およびモデルには、看護学のメタパラダイムの四つの概念をどのように記述し、説明し、関連づけるかということが求められる。仏教看護が、将来一つの看護論と成り得るためには、当然、これら四つの概念を明確にしなければならない。

「仏教看護論」は仏教の人間観、健康観、病気観、環境・社会観、生死観などがその基本にある。しかし、仏教が説かれた時代は、今から二千五百年も六百年も前のことである。現代との間には、時代的・歴史的にも隔たりがあり、文化的、民俗的、宗教的な面からみても厳然とした相違があることは否めない。看護の本質という点においては変わらないものも多くあるだろうが、やはり、現代において、多くの人々が理解でき、納得できる理論でなければならないであろう。そこで、仏教の教えを基本にすえながら、まずは、看護の対象である「人間」について考えてみたい。

(1) 仏教の教えにみる人間の形成要因(五蘊仮和合《ごうんけわごう》)

❖五蘊仮和合としての人間

人間をどのような存在としてとらえるかが、看護の質を大きく左右するように思われる。看護の教科書には、人間を生物学的、心理的、社会的存在としてとらえたり、精神と身体という側面をもつ生活体としてとらえたり、心身の統合体としてとらえたりしている。あるいはまた、人間を性的存在としてみようとするものもある。しかし、人間とはどのような本質を有し、どのような存在であるのかを簡潔に定義づけることは難しいように思われる。

では、仏教では人間の存在をどのようにとらえているのであろうか。仏教においては、人間存在（人間と密接な関連のある現象世界も含む）は五種の構成要素（五蘊）によって成り立っているととらえる場合がある。五蘊の「蘊」とは、集まりの意味で、人間の肉体と精神を五つの集まりに分けて示したものである。つまり、五蘊とは色蘊《しきうん》・受蘊《じゅうん》・想蘊《そううん》・行蘊《ぎょううん》・識蘊《しきうん》の五つの要素をさし、最初の色蘊が物質的要素としての肉体であり、受・想・行・識の各蘊が精神的要素である。人間は、この五つの要素が仮に合わさってできた生命体であり、存在であるという考え方である（五蘊の仮和合）。パーリー語辞典には五蘊について次のように記されている。[1)]

色《しき》（rūpa）色、物質、肉体、形相、容姿、像、相、画、人形
受《じゅ》（vedanā）受、感受作用、苦痛
想《そう》（saññā）想、想念、概念、表象
行《ぎょう》（saṅkhāra）行、為作（行為とその習慣力）、形成力、現象
識《しき》（viññāṇa）識、分かち知ること、識神、意識

簡単にいえば、五蘊は人間の心身の全体をさしている。色は人間の物質的要素、肉体的作用であり、具体的には身体を意味している。その他の四つの各蘊が人間の精神的作用や行為を表している。現代医学でいう肉体と、ここでいう「色」はほぼ同じ意味でとらえることができるであろう。「受」は感受・印象作用のことであり、「想」は受け止めた印象を思い浮かべる表象作用でありイメージをつくる力で

ある。こころの中に感受したものを思い浮かべ、表象し、概念化することである。「行」は意思と行動作用をさしており、イメージを具体化するための行動であると考えられる。最後の「識」は認識を生じる識別や意識の作用をさしている。仏教的人間観の基本には、このような考え方があるように思われる。

そしてこの五蘊の仮和合としての人間存在、生活の出発点は、すべて「六根《ろっこん》」から発生してくるものととらえられる。「根《こん》」とは機能・能力などの意があり、ある作用を起こす力をもったものであり、具体的には感覚を起こさせる感覚器官をさしている。つまり、人間は眼《げん》・耳《に》・鼻《び》・舌《ぜつ》・身《しん》（皮膚）・意《い》の六根（六つの拠りどころ）によって感じ取る力を与えられており、この六根に支配されて生きていく存在であると考えられる。そして、これらの感覚器官はそれのみで成立するのではなく、その感覚の対象となる色《しき》・声《しょう》・香《こう》・味《み》・触《そく》・法《ほう》の六境《ろくきょう》といわれるものがあり、それを受入れ、その結果、感覚器官は初めて対象を認識するということになる。ここでいう感覚作用とは、視覚、聴覚、嗅覚、味覚、触覚の五感を含んでいる。

たとえば、眼という感覚器官は対象を眼で見てそれが何なのかを判断する。つまり、見ている主体・主観である私と、見られる対象・客体となるものがあって、それらの関係のなかでどう判断するかという認識が生じることになる。われわれ人間は生きている以上、これら六根の一つである「意」と他の五根、つまり視覚、聴覚、嗅覚、味覚、触覚などの感覚器官を通じて、常に外界や事象と反応し合いながら具体的な生命活動を行っている。言葉を換えれば、人間はこれらの感覚器官を通して、見たり、聞いたり、嗅いだり、味わったり、触ったりなどしながら、さまざまに感じ、認識し、反応を繰り返しながら生き、生活している存在であるといえよう。

このように人間は、肉体に備わっているさまざまな感覚器官によって、外部からの情報、状況、できごと、事件などを自分なりに受けとめ、思考し、行動を起こし、その一連の過程の中で自身のとった行動を判断しているということになる。

では、この五蘊仮和合について具体的に場面や状況に当てはめて考えてみることにしよう。たとえば、ある会社員が朝起きたら喉が痛く、ぞくぞくと寒気がして、しばらくしてから体温を計ったら三八度の熱があったとしよう。このように「喉が痛い」「寒気がする」「熱がある」という感覚は、肉体である「色」が、感覚器官を通して生命内外の刺激をキャッチし、そのような症状を感じとっているということになる。これが「受」に当たると考えられる。

そして、一般的には「風邪をひいたのかな？　咳がでたり、身体がだるくなってくるかもしれない。このまま、仕事にでかければさらにひどくなるかもしれない」というように想うことが「想」に相当する。その後、「風邪クスリを飲んでおいたほうがいいのではないか」「今日は会社を休んで寝ていたほうがいいかもしれない」「ひどくならないうちに病院に行っておいたほうがいいのではないか」というような判断を伴う意志作用が働く。このような意志に伴う活動が「行」に当たる。そしてその結果、「いつもより熱が高いし、今日は会社を休んで、熱が下がらないようであれば近所の医院に行ってみよう」というように行動に向けての判断をすることが「識」に相当する。識には、その人の認識力が伴うことになる。

このように風邪症状一つ取り上げても、色・受・想・行・識という五つの作用がその人の判断・行為・活動などに関与していることが分かる。これは人間が生き、生活している以上、生涯にわたって続けられる活動であり、肉体生活に基づく心と肉体の関係であるといってもよいであろう。

このように人間の心は、頭脳や心臓などいろいろな感覚器官や内臓器官と密接な関係を保ちながら、常に肉体に影響され、同時に肉体もその心に影響を及ぼしながら相関関係を保っていると考えられる。

それは、風邪のような肉体に伴う病気の場合も、恋愛、結婚、就職、離別、仕事、子どもの養育などの精神的、社会的なあらゆる生活過程、活動においてもいえることである。

つまり、われわれは生きている限り、色→受→想→行→識という心身の作用を繰り返していくことになる。このような考え方は、自らの生活のどの場面をとってみても当てはまるものであり、とても自然な発想であるように思われる。したがって、人間や人間の行動を理解するうえでの基本的な考え方として、色・受・想・行・識の「五蘊の仮和合」の仏教の教えは、そのまま現代においても、受け入れられるように思われる。

❖人間と心

先に述べたように、人間は、視覚、聴覚、嗅覚、味覚、触覚などの感覚器官を通じて、常に外界や事象と反応し合いながら具体的な生命活動を行っている。では、あらゆる事象に対してさまざまに感じ、認識し、反応している主体は何なのだろうか。それは、その人の「意識」であると考えられる。あるいは、あらゆる認識作用を行動に移す認識主体としての「心」といってもいいのかもしれない。

『岩波仏教辞典』には「心《しん》・意《い》・識《しき》を同義異名とみる」とあり、「〈識〉は区別して知るものを意味し、〈意〉は思量する働き、すなわち心の考える方面を表すものである」[2]と記されている。つまり、あらゆる事象に対してさまざまに感じ、認識し、反応しているのは、人間の心であると受けとめてもいいのではないだろうか。もちろん、人間の心の作用は環境や状況、条件に応じて揺れ動き、変化する。しかし、その「心」自体は、連続している時間の流れの中で常に存在し続けているものである。

心は一般的には、体の中に宿るものとしてとらえられ、知識・感情・意志などの精神的なはたらきのもとになるものと見られているが、「心」を科学的に証明することは難しい。「心」は愛や勇気、知恵など同じで、「これがそうです」と手のひらへ取り出して見せたり、証明できる類いのものではない。しかし、だれもが人間には心があることを疑わず、確実にあると実感している。

いわゆる心とは、六根のなかの「意」に相当するものであり、色・受・想・行・識における意識作用の主体、あるいは認識作用を行動に移す認識主体としてとらえることができるように思われる。ナイチンゲールは「看護を実践していくうえで、どのような訓練を受けたとしても、もし感じとることと、自分でものを考えることの二つが会得できなければ、その訓練も無用のものとなってしまう」[3]としているが、この〝感じとり〟〝考えている〟実体が心であり、この心は、つねに眼耳鼻舌身《げんにびぜっしん》の五つの感覚器官を通して内外からの刺激を感受し、それに反応してはたらきを起こしていると考えられる。

釈尊が「心」について残しているいくつかの言葉を拾ってみることにしよう。

「心は、動揺し、ざわめき、譲り難く、制し難い。英知ある人はこれを直《なお》くする」

「心は、捉《とら》え難く、軽々《かろがろ》とざわめき、欲するがままにおもむく。その心をおさめることは善いことである。心をおさめたならば、安楽をもたらす」

「心は極《きわ》めて見難く、極めて微妙であり、欲するがままにおもむく。英知ある人は心を守れかし。心を守ったならば、安楽をもたらす」

「心は遠くに行き、独り動き、形体なく、胸の奥の洞窟にひそんでいる。この心を制する人々は、死の束縛からのがれるであろう」

（中村元訳『ブッダの真理のことば・感興のことば』岩波文庫、十五ページ）

「……すべてのものは心によって作られる。……人の心の変化には限りがなく、そのはたらきにも限りがない。……心はたくみな絵師のように、さまざまな世界を描き出す。この世の中で心のはたらきによって作り出されないものは何一つない」

「……この世界は心に導かれ、心に引きずられ、心の支配を受けている」

「すべてのものは、みな心を先とし、心を主《あるじ》とし、心から成っている」

(『和英対照仏教聖典』仏教伝道協会、九七〜一〇一ページ)

これらブッダの言葉からは、少なくとも心が多様な作用をもつものであることが分かる。「世の中で心のはたらきによって作り出されないものは何ひとつない」ということは、人間のあらゆる所作、つまり、言葉、行為、行動も、心から生じ、心が支配しているということになる。また、心は自ら制御し難いものであると同時に、制することもできるものであるということにも注目しておきたい。

看護系の教科書として用いられている『医学概論』『看護学概論』『心理学』などを見てみても索引には「心」や「こころ」の項目は見当たらない。あるいは『心理学』『看護学大辞典』などの事典類を見ても同様のことがいえる。つまり、「心」は医学や看護学の領域で扱う概念ではないということになるのかもしれない。しかし、看護が人間を対象としている以上、常に「心とは何か」ということに関心を払い、学んでいくことはとても重要なことであると考えられる。

(2) 仏教の教えにみる人間観

仏教の人間観の問題にしても、長い歴史の間には、時代、社会、仏教伝播の地域などによってさまざまな変遷を余儀なくされてきたように思われる。したがって、そのすべてにわたって論じられている教えの中から、人間についての真実を受け止めることは容易なことではない。そこで、釈尊の時代と初期の仏教（仏滅後しばらくの時代にわたる）、およびその後の時代も若干含め「人間」という存在がいかにとらえられていたのかをたずねながら、仏教看護における人間観について考えたい。

具体的には、仏教看護を実践していくうえで、人間をどのような存在としてとらえることが望ましいのか、その基本となる視点のいくつかを取り上げながら、仏教看護における人間観はどうあるべきかについて考えたい。

❖人間は変化・変転し続けている存在である

仏教の旗印である三法印のひとつ「諸行無常」は、仏教の基本的立場となっている。つまりわれわれの経験するすべてのもので、常在不変でないものはひとつもなく、すべてのものが時々刻々に移り変わり変化しているということである。釈尊は、経典『ブッダ最後の旅』の中で、アーナンダに対して次のように語りかけている。

「アーナンダよ。生じ、存在し、つくられ、破滅する性質のものが（実は）破滅しないように、ということが、この世でどうして有り得ようか？　このような道理は存在しない……[4]」

この言葉は、われわれ人間を含め、この世に存在するものはすべてこのような法則の下にあるということを教えている。それは、一つには、人間は誕生・成長・衰退・消滅という過程をたどる存在であるということになるだろう。つまり、人間には誕生の時があり、成人していく過程があり、次第に老化し、やがては死んでゆく存在であるということである。この世に生を受けたすべての人間がこの過程をたどる。もちろん、生まれて間もなく死亡する新生児もいるかもしれない。あるいは、交通事故に巻き込まれて成人する前に命を落す子どももいることであろう。しかし、多くの場合は、その人の寿命に長短があるにせよ、人はこのような誕生・成長・衰退・消滅という過程をたどる存在であり、だれ一人として消滅を免れることはできない。

ライフサイクルとは人間の一生の生活周期をさしているが、この生活周期がいわゆる人間の誕生・成長・衰退・消滅という過程に相当するものと考えられる。そして、この生活周期は二十四時間の連続から成り立っている。誕生から消滅にいたるまでのこの過程を、いくつかの特徴ある時期に区分するならば、新生児期、乳児期、幼児期、学童期、思春期、青年期、壮年期、老年期などに分けてとらえることもできる。いずれにしても、人間はこのような過程の中で時々刻々変化しながら、それぞれに特徴のある過程を経ていく存在であると考えられる。さらにまた、ブッダは同経典の中で、アーナンダに対して次のように言っている。

「さてアーナンダよ、人間たるものが死ぬというのは不思議なことではない。しかしもしもそれぞれの人が死んだときに、修行完成者に近づいて、この意義をたずねるとしたら、これは修行完成者にとって煩わしいことである……」[5)]

この言葉は、人間にとってのもう一つの見方を示唆してくれる。つまり、人間の身体細胞は生成と死滅を繰り返し変化し続けているけれども、やがてはその過程も終わりを迎える存在であるということである。死はこのような細胞の生成と死滅の過程が終わることを意味しており、すべての人間には、かならずこの最終過程としての死が訪れる。

この生命過程の停止は老化や病気、あるいは不慮の事故などによってもたらされる。特に、老化という変化の過程は定方向性があり、後戻りさせることができない過程であり、変化でもある。しかし、この変化の過程にあっても生命現象としての物質代謝は死の瞬間まで続けられる。

また「つくられたものは実に無常であり、生じては滅びるきまりのものである。生じては滅びるこれら（つくられたもの）のやすらいが安楽である」[6)]という釈尊の言葉に続いて、「心の安住せるかくのごとき人にはすでに呼吸がなかった……」[7)]という記述がある。釈尊も最後には呼吸が止まり、その生命活動は停止したのである。そして「生存は尽きた。清浄行はすでに確立した。為すべきことは、すでに為し終わった。もはやこのような状態にもどることは無い」[8)]と記されているように、この最終過程はすべての人間に訪れるものであり、その変化は後戻りすることのない変化である。

❖人間は過去・現在・未来という時間の流れの中で生きている存在である

『ブッダ最後の旅』に、次のような言葉がある。

「……修行者であろうとも、バラモンであろうとも、尊師よりもさらにすぐれた、さとりに関してより熟知せる他の人は、過去にもいなかったし、未来にもいないであろうまた現在にも存在しないであろう……」[9)]

この言葉にもあるように、われわれ人間は過去・現在・未来という時間の流れの中で生きている存在である。このような時間の流れの中で、人間の生活は二十四時間の繰り返しのリズムをもちながら、瞬間瞬間の活動や生活は〝現在〟という時間を進んでいる。現在の時間はすぐに過去の時間となり、現在の時間のすぐ先には未来の時間が待っている。たとえば、「空腹を覚え、何か食べたいな」と思った瞬間は「現在」であるが、実際に食べるという行為は食べたいと思った時点では「未来」の時間に内包されている。しかし食べてしまえば、食べるという行為は「食べた」という「過去」の時間のことになってしまう。

このように三次元現象世界の中で生きているわれわれは、すべて過去・現在・未来という時間に内包されながら、常に、現在ただ今を生きていることになる。そして人間は等しく一日二十四時間というサイクルの連続の中で生活し、生きている存在であるといえるだろう。

たとえば、手術を受けることに対して不安を抱いている患者がいれば、現在ただ今の患者の不安へのはたらきかけが必要であり、そのはたらきかけは未来の時間である手術後の経過に大きく影響するだろう。あるいは、脳出血による半身麻痺のある患者がリハビリテーションを開始する場合などは、すでに失ってしまった身体の機能に対しては、過去の出来事として受け入れつつ、より望ましい未来の状況をめざして、現在ただ今の時間である日々のリハビリテーションに取り組んでもらうことが必要になってくる。このように、病気という現象一つとらえても、それは過去・現在・未来という時間の流れの中に内包されながら、変化・変転し続けていることが分かる。

❖人間は他のものとの関係の中で共存共生している存在である

「スパッダよ。わたしは二十九歳で、何かしら善を求めて出家した」[10]とあるように、釈尊自身は真実の探求のために、家を捨て、家族を捨てて孤独な求道の生活に入られた。しかし、悟りを開かれた後の釈尊は、理想実現のために、目的を同じくする人々の共同生活をも認めている。人々に対して孤独な修行生活を推し進めながらも、一方では集団生活の中での共同や共有を通して自己実現に向かうことを奨励していかれたことが分かる。

つまり、人間は相互に依存し、関係し合う性質を有しており、支え合って初めて存在することができるものだと考えられる。それは人間同士の支え合いのみならず、自然環境や社会環境とも相互に影響し合って存在しているということになる。また、人間は、社会環境の中では社会の一員としてさまざまな役割と責任を負って生きている。人に役割や地位があるということは、他者との共存共生を前提にしていると考えられる。世界中のだれ一人として、他のものとの相互依存なくして存在することはできない。

たとえば、われわれの一日の生活を思い起こしてみても、衣食住のすべてがいろいろな国のさまざまな人たちのお蔭を受けて整い、共存共生の中で生き、生活しているのだということが分かる。また、仏教には、お互いに共存共生していることも、過去のすべての人びとの存在が因縁となって生じたものであるという考え方がある。それは未来についても同様のことがいえるだろう。つまり、私という存在を成り立たせているものは、自分の主体的な意志だけではなく、この地球上のありとしあらゆるものの営みがあってこそ、今の自分があるということになる。この発想は人間にとってより望ましい、理想的な生活や健康、家族のあり方、あるいは社会問題や世界平和のことについても考えさせてくれるように思われる。

飽食の時代といわれている現代日本人の食生活は、子どもや大人の健康生活を脅かしている。たとえば、子どもに肥満や生活習慣病を引き起こしたり、成人の糖尿病人口を増加させている。一方では、極端なダイエットのために、骨粗鬆症を起こしている若い女性も少なくない。しかし、世界の国々には飢餓のために餓死をしている人々も大勢いることを忘れてはならないであろう。

また、地球の環境問題に目を投じれば、河川や海の産業廃液による汚染、工業先進国におけるゴミ焼却に伴うダイオキシン汚染、エネルギー消費・森林破壊に伴う地球温暖化現象等々、数え上げればきりがない。このような地球規模のさまざまな問題・課題は、自分さえよければ、わが国さえよければ、あるいは人間さえよければよいとする価値観を改め、広い視野から、あらゆるものは他のものと助け合い、共存共生する性質を備えた存在であるということを人間が再認識しない限り解決できないようにも感じられる。仏教の「相依相関《そうえそうかん》・相依相資《そうえそうし》」「依他起性《えたきしょう》」という教えからは、人間は相互に依存・関係し合い、支え合ってはじめて存在することができるということを教えられるように思う。

❖人間は相手には成り代わり得ない存在である

『ブッダ最後の旅』の中に、旅の途中で病いを得た釈尊の症状がいよいよ重くなった時、釈尊のお側で世話をしていたアーナンダがそのことを悲しみ号泣する場面がある。しかし、アーナンダがどれほど悲しみ、号泣しようとも、彼は釈尊に成り代わることはできない。看護を実践していくうえでも、人は相手には成り代わり得ない存在であることを自覚していることは大切なことではないかと思う。

たとえば、ターミナルケアを実践していく中で、患者が「未知の死に対する脅威に起因した心配や危惧の漠然とした感情がある」とか「家族との永久の別離に対する喪失感や脅威がある」などということを看護上の問題とすることがある。しかし、「人間が相手には成り代わり得ない存在である」ということを自覚しているならば、このような事がらを問題視することはないようにも思われる。

なぜならば、死んだことのない人間に、身内の死を間近に体験したことのない人間に、死にゆく人の不安や恐怖、その家族の気持ちを相手と同じようには、到底理解し得ないと考えられるからである。この世の中に、死や死にゆくことに対して、あるいは家族との永遠の別離に対して、不安や恐怖、喪失感や悲しみを抱かない人間がはたしているのだろうか。

大切な尊師を失ったアーナンダの悲しみや号泣は、むしろ人間の自然な感情であろう。このような感情を問題視、逸脱視すること自体、自身の死について考えたことのない証拠であり、相手には成り代わり得ない存在であることを自覚していないということになりはしないだろうか。したがって、死にゆく人の不安や恐怖を「問題」とか「逸脱」としてとらえること自体、問題ではないだろうか。

人間は本来相手と同じようには分かり得ない存在であるがゆえに、常に他者に関心を払い、分かろうと努力することが大切になってくる。一人ひとりの患者を一人称の存在として尊重しつつ、お互いに、相手には成り代わり得ない、かけがえのない存在であることを常に忘れないようにしたい。

ところで、人間は独自の信念・信条・価値観に基づいて行動し生活する存在でもある。Ａさんにとって重大なことがＢさんにとってはそれほど重要でなかったり、Ｃさんにとって価値あることが、Ｄさんにとってはそれほど価値のないこともある。このような違いは、何から生じてくるのであろうか。それは人がこの世に生を受け、「眼・耳・鼻・舌・身・意」の六根に支配されながら、家庭・学校・社会などの環境条件の下でさまざまな影響を受けながら、独自の信念・信条・価値観を形成していく存在であるからだと考えられる。そして、個々に形成された信念・信条・価値観は、さらにまたその人の生き方や生活に反映されていくことになる。

仏教経典には「薫習《くんじゅう》」という言葉が出てくる。薫習とは「強い香りが衣服などに付着して残存するように、経験した事がらが心あるいは肉体に印象を与えてその結果が残存することをいう」[11]とある。つまり、人は生き、生活している間に学んださまざまなことを心の奥に染み込ませていくものであり、それがその人の行動特性や心の傾向性として出てくるものと考えられる。このことを「薫習転変の理」ともいうが、看護の対象である人間を、このような観点から洞察していくことはとても大事なことであろう。

❖人間は煩悩をもった存在であると同時に自己実現へと向かう行動がとれる存在である

「煩悩」[12]という言葉を仏教辞典で調べてみると、「心身を乱し悩ませ、正しい判断をさまたげる心のはたらき」とある。また、この言葉の原語はサンスクリットでクレーシャ（kleśa）といい、「悩ますもの、汚すもの」という意味がある。人間には百八つの煩悩があるといわれているが、これは実数というよりも無数の煩悩という意味で使われているようである。

いずれにしても、人間は外界と接触しながら、あらゆる事象に対して感じたり、認識したり、反応する中で、悩んだり煩わされることがある。また、たいていの人間は生存に直結する欲求、欲望、要求においても心身を悩まされることが多い。これが煩悩であるという自覚や認識がなかったとしても、人間である以上、誰しもこのような悩みを体験することだろう。

つまり、煩悩は生命力そのものに根ざしているものであるとも考えられる。しかもこの煩悩は、一時期人を悩ませたとしても、いつの間にか消えていたり、また現れたりする。しかし、人間が肉体をもって生きているかぎり、死ぬまでこの煩悩をなくすことはできないようである。看護の対象である人間を理解するうえで、とりわけ健康上の問題は、心身を乱し悩ませ、時として正しい判断を妨げる場合もあり得るのだということを認識しておくことは大切であろう。

また仏典には、「煩悩即菩提」という言葉が出てくるが、簡単にいえば煩悩がそのまま悟りの縁になることを意味している。菩提という言葉には「一切の煩悩から解放された、迷いのない状態。涅槃（すべての煩悩の火が消えてすがすがしい心身の状態になった境地）」と同義とある。[13]つまり人間は、煩悩をもった存在であるけれども、その煩悩を跳躍台として悟りの境地に達することもできる存在であると考えてもいいのではないだろうか。

悟りの境地とは、煩悩を制御したとらわれのない心の静けさであり、真理そのものの世界であるという。[14)]

経典には次のような記述がある。

「貪りは満足を得たい気持ちから、瞋りは満足を得られない気持ちから、愚かさは不浄な考えから生まれる。（中略）もしも、人々が正しく、清く、無私の心に満ちているならば、煩悩によって惑わされることはない」[15)]

「貪り、瞋り、愚かさは熱のようなものである。どんな人でも、この熱の一つでも持てば、いかに美しい広びろとした部屋に身を横たえても、その熱にうなされて、寝苦しい思いをしなければならない。（中略）この三つは、この世の悲しみと苦しみのもとである。この悲しみと苦しみのもとを絶つものは、戒めと心の統一と智慧《ちえ》である」[16)]

「戒しめを受けたもつことは楽しい。身体が悩まされることがない。夜は安らかに眠る。目が覚めたならば心に喜ぶ」[17)]

「正しい智慧によって解脱《げだつ》して、やすらいに帰した人――そのような人の心は静かである。ことばも静かである。行ないも静かである」[18)]

「外の因縁に引かれて生じたり滅したりする善悪・愛情の念《おもい》は、人の心に積まれた汚れによって起こるひとときの心なのである。煩悩のちりに包まれて、しかも染まることも、汚れることもない、本来清浄《しょうじょう》な心がある」[19)]

これらの言葉からも、人間は煩悩をもちつつも、教えを奉ずることでこの世のさまざまな苦しみの中にあっても、その苦しみにもがき溺れることなく、それらの苦しみを客観視、達観視できるような心境や状態になることができる存在であると考えられる。

つまり、本来、人間は自己実現へと向かう存在であり、それぞれの自己実現の姿こそ、その人間の成熟の姿そのものととらえてもいいのではないだろうか。前章でも引用したが、ゴードン・オルポートは、成熟したパーソナリティについて次のようにいっている。要約すれば、成熟したパーソナリティとは「自分を他者に暖かく関係づけることができ、基本的な情緒的安定をもっており、外的な現実に従って喜んで知覚し、思考し、行為する。また自己を客観視でき、洞察の能力があり、統一を与える人生観と調和して生活する」[20]というものである。成熟という言葉には、人の生命の成熟の意もあると考えられる。そして、生命の成熟とは、いつかかならず自身にも訪れる死を、自然ないのちの営みの過程として受け入れられるような態度をいうのではないかと思われる。

人間には心があると信じていながら、心とは何かと、質問された場合、なかなか答えられないのと同様に、人間とは何か、と質問されてもすぐには答えられないように思われる。この問いかけは、人類にとって永遠の課題なのかもしれない。

仏教の経典は人間探求の書であるとか、仏教の思想全体が、人間とは何かを問題とし、その答えを出しているともいわれる。人間の現実を徹底的に凝視し、人間とは何かを問い、人間のあるべき姿を追及していくことこそが、仏教の目的なのかもしれない。ここでは、仏教看護の人間観の基本に「五蘊の仮和合」をすえ、仏教の教えを基としながら、仏教看護における「人間観」を五つの側面からみてきた。

いずれにしても、看護する者、される者が、「人間とはどのような存在なのか」「人間としてのあるべき姿とはどのようなものなのか」ということを、常に自らに問いかけ、追及していく姿勢こそがもっとも大切なことではないかと思う。

引用文献

1）水野弘元『パーリ語辞典〈二訂版〉』（春秋社、一九九一年）
2）中村元他編『仏教辞典』（岩波書店、一九九二年、二一、三四二）
3）F・ナイチンゲール著　湯槇ます他訳『ナイチンゲール書簡集』（現代社、一九八八年、三四）
4）中村元訳『ブッダ最後の旅』（岩波文庫、一九九三年、九四）
5）同右、四九
6）同右、一六〇
7）同右、一六一
8）同右、一五三
9）同右、二九
10）同右、一五〇
11）中村元他編『仏教辞典』（岩波書店、一九九二年、二一六）
12）同右、七五二
13）同右、七三五
14）同右、三〇六
15）『和英対照仏教聖典』（仏教伝道協会、二〇〇〇年、一六五）
16）同右、一六五、一六七
17）中村元訳『ブッダの感興のことば』（岩波文庫、一九九一年、一八一）
18）中村元訳『ブッダの真理のことば』（岩波文庫、一九九一年、二三、二四）
19）『和英対照仏教聖典』（仏教伝道協会、二〇〇〇年、一三九）
20）ゴードン・オルポート『人格心理学』（誠心書房、一九六八年、三九一、三九二）

3 仏教看護における健康観

仏教看護の定義では「健康」という言葉を使わなかったが、人間がめざすべき理想の姿の一要因として健康を考えるならば、やはり「健康とは何か」について整理しておく必要があるだろう。仏教経典の中では、直接的に健康について論じている箇所は少ないように思われるが、ここでは、仏教の教えからみた「健康観」について取り上げる。

(1) 仏教の教えにみる健康観

❖望ましい健康状態とは

経典の中から、いわゆる「健康」について考えるうえで参考になるのではないかと思われる箇所を引用しながら、望ましい「健康状態」について考えてみたい。『ブッダ最後の旅』に次のような言葉がある。

「さあ、バラモンよ、尊師のいますところへ行け。そこへ行って、尊師の両足に頭をつけて礼せよ。そうしてわがことばとして、尊師が健勝であられ、障りなく、軽快で気力あり、ご機嫌がよいかどうかを問え……」[1)]

この言葉に、人間の望ましい健康状態を重ねて考えることができるだろう。「健勝である」とは、健康状態がすぐれていて健やかであることをさし、「障りなく」とは精神的にも健全であることを意味している。また、「軽快で気力がある」とは、いろいろなことに耐え得る精神力や元気があることをいい、「ご機嫌がよい」とは、他人がその人を嫌ったり、不愉快になることがないような状態にあることを意味している。つまり、望ましい健康状態にある人というのは、その人が身体的にも精神的にもよい状態にあるのみならず、他者に対してもよい影響を与えられるような状態であることが分かる。また、『ブッダの真理のことば』には次のように記されている。

「健康は最高の利得であり、満足は最上の宝であり、信頼は最高の知己であり、ニルヴァーナは最上の楽しみである[2]」

この言葉からも、人間がまことの安らぎの境地を得ることを目的として、日々生き、生活していくうえで、健康はとても大切な要素であり条件であることがうかがえる。

さらに『ブッダ最後の旅』の中に、釈尊が修行僧たちに衰亡を来さないための法を説く場面がある。その中で釈尊は修行僧たちに次のように語っている。

「修行僧たちよ。また修行僧たちが、未来の世に、信があり、慚《は》じる心があり、愧《は》じ、博学であり、努力し励み、心の念《おもい》が安定していて、知慧をもったものであるならば、その間は、修行僧たちに繁栄が期待され、衰亡は無いであろう[3]」

ここに示されている「繁栄が期待され、衰亡が無い状態」に「健康的な状態」を重ねて考えてみたい。つまり、この言葉からは、人が健康的でよりよい生活を送るうえでの方法・態度・姿勢などを学ぶことができる。「慚じる」や「愧じ」という言葉の意味は、自分自身や他者に対して恥ずかしく思う心のことである。この教えに健康的な状態を重ねて考えるならば、「今後、これから先の私の生き方において、仏に対しての信があり、悪を嫌悪し、自らに対して己の欠けていることを恥じる気持ちがあり、他人に対しても恥じる気持ちがあり、ひろく学び、努力して励み、心が落ち着いており、真実の道理を見抜く力をもったものであるならば、繁栄、つまり健康的な生活・人生が期待できるであろう」と受け止めたい。さらに、同経典の中に次のような記述がある。

「……精神統一とともに修養された知慧は偉大な果報をもたらし、大いなる功徳がある。知慧とともに修養された心は、諸々の汚れ、すなわち欲望の汚れ、生存の汚れ、見解の汚れ、無明の汚れから全く解脱する[4)]」

この教えに示されている「汚れ」はサンスクリットで āsava といい、漢訳では「漏」と訳されている。漏とは本来、〈流入〉の意で、煩悩や業、苦難が身の中へ漏れ入ることをいう。したがって、汚れなき境地とは、さまざまな苦悩を離れ、煩悩に振り回されることのない安らかな境地のことであり、いかなる迷いもない心境のことをいう。

煩悩とは、心身を乱し、悩ませ、正しい判断を妨げる心のはたらきであるが、人間は生存に直結する多くの欲求、欲望をもち、その欲求や欲望は時に身体や心を悩ませ、かき乱し、煩わせるものである。生命力に根ざしているそれらの欲求や欲望を全面的に否定することはできないが、それらに振り回されて健康を損なうようなことがあってはならない。この教えに示されている汚れから解放された境地とは、もっとも健康的で、理想的な最高の心境をさしているように思われる。それは、たとえ肉体が重病に侵されていたとしても、健全な精神を保つことが可能であるということにもなるだろう。

❖健康観の基本となる考え方

仏教の教えから、仏教看護における健康観の前提となる考え方を次のように整理しておきたい。

①人間は「生老病死」の四苦から逃れることができない存在であり、肉体も有限である。

②人間の悩みや苦しみのもとは肉体に執着するところから生じていることが多く、したがってこの世的な肉体を中心とした迷いを吹き消した状態をめざすことが大切である。

③四苦をはじめとする人間の悩みや苦しみは、明らかな知慧の力によって断ち切ることができる。

④肉体を中心に生じる煩悩に翻弄されない状態をめざすことが大事であるが、仏教はそれらの苦を断ち切る方法を示している。つまり、理想の境地にいたるためには四諦の教えを知り、八つの正しい道（八正道）を行ずれば、苦を滅した理想的な望ましい姿（心身ともに健康的な状態）を得ることができる。

（2）仏教看護における健康の概念

仏教看護の定義では、看護の目的を「めざすべき理想の姿に気付き、いたること」と「看護される者、する者がその関係の中でともに成熟すること」としている。この目的は、人間の「生老病死」のいずれの過程にも当てはまるものである。仏教看護における人間観においては、「生老病死」そのものが、人間にとって生命の自然な営みの過程であり、したがって、それぞれの過程に望ましい理想の姿があるというように考えられる。つまり、その人にとっての健康的な「老い方」や「老いの姿」があり、あるいは自然な「死の迎え方」があるということになる。

「病む」という現象も人間にとって避け難い現実であるとするならば、「病む」ことを忌み嫌い、敵対視するのではなく、生命の自然な営みの過程としてとらえた病み方や対処の仕方があるのではないかと考えられる。もちろん、「老病死」については、できるだけ避けて通りたい、先に延ばしたいというのが人間の自然な感情であろう。仏典に次のような記述がある。

「手むかうことなく罪咎《つみとが》の無い人々に害を加えるならば、次に挙げる十種の場合のうちのどれかに速《すみや》かに出会うであろう、――(1)激しい痛み、(2)老衰、(3)身体の障害、(4)重い病い、(5)乱心、(6)国王からの災い、(7)恐ろしい告げ口、(8)親族の滅亡《ほろび》と、(9)財産の損失と、(10)その人の家を火が焼く。この愚かな者は、身やぶれてのちに、地獄に生れる[5)]」

この記述からも「激しい痛み」「老衰」「身体の障害」「重い病い」「乱心」などは、本来、人が速やかに出会うべきものではないことがうかがえる。つまり、自然な「老病死」の過程において、そのリズムを乱してそれらが介入してくる場合は、それ自体が不自然なもの、望ましくないものとして受け止めることができる。

WHO憲章における健康の定義では「健康とは、完全な身体的、精神的及び社会的良好の状態であり、単に疾病又は虚弱でないということではない」とあり、さらに「到達しうる最高基準の健康を享受することは、人種や宗教、政治的信条、経済的又は社会的条件の差なくすべての人々の有する基本的権利の一つである[6)]」とある。ここでは最高到達目標としての健康の概念が示され、健康であることは、すべての人に与えられた基本的権利であるとしている。この考え方は世界的に受け入れられている「健康観」ととらえてもよいであろう。英文の訳し方によっても異なると思われるが、WHOの健康の定義によれば、完全な身体的、精神的、社会的良好の状態が欠けている場合には不健康であるということにもなる。つまり、疾病または虚弱がないということは健康にとって十分条件ではないということになる。また、人間の健康状態において、身体的、精神的、および社会的に「完全（complete）に快適である、あるいは良好である」という状態を維持することが可能なのだろうかという疑問も残る。

ところで、このWHO憲章における健康の定義改正が試みられ、第五十二回世界保健総会（一九九九年五月）において、その改正案が提示された。その改正案では、従来の「身体的」「精神的」「社会的」要素に「スピリチュアル spiritual」が加えられ、健康な状態にダイナミック（dynamic）という形容詞が追加され、次のようになっている。

Health is a dynamic state of complete physical, mental, spiritual and social well-being and not merely the absence of disease or infirmity.

つまり、健康が完全な身体的、精神的、スピリチュアル及び社会的良好の動的状態であり、単に疾病または虚弱でないということでない、となっている。また、"dynamic" という新たな視点が加わったことで、見方によっては、たとえ身体的、精神的、スピリチュアル及び社会的に問題やその可能性を持っていたとしても、ダイナミックなとらえ様をすれば「人は健康であり得る」ということにもなるのかもしれない。いずれにしても、いろいろな健康問題を抱えながらも「健康」であり得るという考え方が受け入れられつつあるようにも感じられる。また、この改正案が採択されることになったとしても、一方では、“spiritual”の邦訳が難しく、その概念については議論のあるところであろう。

仏教看護においては、人間の「老病死」そのものを、自然ないのちの営みの過程であるととらえている。また、仏教では「人生は苦である」という根本命題から出発する。では、仏教看護の視点からみた「健康」とはどのような状態をいうのだろうか。仏教看護における「健康」を次のように定義した。

「健康的な状態とは、各人が今のありのままの自分を受け入れ、健康の大切さを自覚し、健康であろうとする意思・意欲があり、それを行動に移すことができ、自分の置かれている環境に適応しながら、自己実現に向かって生き生きと人生を歩んでいる状態である」

この健康の定義を基本において、仏教看護の健康の概念についてもう少し具体的に考えてみよう。

❖健康・不健康状態は因縁生起の結果として表れたものである

仏教の中心思想の一つと考えられているものに「縁起《えんぎ》」の教えがある。縁起とは「一切のもの（精神的な働きも含む）は種々の因（原因・直接原因）や縁（条件・間接原因）によって生じるという考え方を表わす」[7]とある。また、縁起という言葉は因縁生起《いんねんしょうき》ともいわれるが、一言でいえば「縁《よ》りて起こる」ということになる。つまり、すべての物事は、因と縁から生起するということである。因縁の「因」とは原因の因であり、あらゆることの起こりの元になるものであり、「縁」はその原因を助ける条件のことをいう。そして、この因と縁によって「結果」が生じることになる。この縁起の理法は、とても難解な教えであるとされているが、身近な例をあげて考えてみよう。

たとえば、ここにコスモスの花の種があるとしよう。その種を庭先に蒔いてもすぐに花が咲くわけではない。種が土の中に埋まり、水や肥料が与えられ、さらに太陽の光線が当たり、必要な時間が経過し、いろいろな条件が積み重なって種から芽が出、そして花が咲く。つまり、花の種は「因」であって、それに土、水、太陽光線、時間などの「条件」が助けとなって、花が咲くという「結果」が生じることになる。

このように、現象世界はすべて原因・結果の連鎖、つまり縁起の理法で説明することができると考えられている。病気の発生などは、まさにこの理に当てはめて考えることができるだろう。もしも縁起なるが故に、人間の根本苦を滅することが可能であるとするならば、人間の「生老病死」に伴う苦についても、まずそれらを直視し、その苦の原因を追及し、苦の根本を断ち切れば「理想の世界」「健康的な望ましい状態」を自身のものにすることができるものと考えられる。

この教えを基本において、健康・不健康の概念、状態、特徴などについて考えてみたい。

結果としての健康・不健康

健康も病気も種々の因（原因・直接原因）と縁（条件・間接原因）によって生じた結果であると考えられる。つまり、健康・不健康は「縁りて起こった」ある状態である。因縁生起の因とは原因の因であり、健康・不健康状態の元になるものであり、縁はその原因を助けたり影響する条件のことである。この因と縁によって「健康」や「不健康」というある状態が結果として生じる。

たとえば、人が流行性感冒に罹り、熱や咳が出たり、頭痛や関節痛があるとする。この場合、これらの症状を伴う「流行性感冒に罹った」という状態が、不健康状態としての「結果」である。そして、流行性感冒を生じさせた「因」は、インフルエンザ・ウイルスであり、それは、流行性感冒に罹っている人に接触したり、その時、身体の抵抗力が弱っていたり、外出から帰ってうがいをしなかったなどという状況・条件が「縁」となって、流行性感冒に罹るという「結果」を生むことになる。

それは、流行性感冒という不健康状態から本来の健康状態を取り戻す過程においても同様のことがいえる。つまり、抗生物質を使ったり、安静にしたり、栄養状態を整えたりする「縁」（条件）によって、体内のインフルエンザ・ウイルスの活性が弱まったり、死滅するという「因」が、本来の健康状態を取り戻すという「結果」に結び付く。このような考え方は、あらゆる健康・不健康状態に当てはめて考えられる。

縁となり得るさまざまな条件・要因

因と縁によって、健康・不健康状態が「結果」として生じる場合、縁はその原因を助けたり、影響する条件のことである。つまり、「縁」は健康や不健康状態の間接原因となるものであり、大きく主体側の要因と主体を取り巻く環境側の要因の二つを考えることができる。主体側の要因としては、一般的に年齢、性、先天的・遺伝的素因、日常生活行動習慣、身体的・精神的・社会的状態などがあげられる。それぞれの要因には、さらに具体的な要因となるものが含まれる。たとえば、日常生活行動習慣には食事や睡眠のとり方、飲酒・喫煙習慣の有無、入浴、運動、趣味・遊びなどに関する生活習慣や行動などが含まれる。

環境側の要因としては、大きく自然科学的環境と社会的環境に分けることができる。さらに細かく分けるならば、前者には物理的環境、科学的環境、生物的環境があり、後者には家庭環境、社会・文化的環境、教育的環境などがあげられるだろう。

そして、それぞれの環境には、さらに具体的な要因となるものが含まれている。たとえば、家庭環境や社会・文化的環境には、家族構成、家庭・職場・学校での人間関係、生活習慣、職業、宗教、経済状況などである。これらは、健康・不健康状態を「結果」として生じさせる場合の何らかの縁として作用するものである。

結果としての健康・不健康状態に関係する複数の縁

健康・不健康状態を招く直接原因である因には、さまざまな縁が影響し関係する。たとえば胃潰瘍という病気を取り上げて考えてみても、胃潰瘍という結果を招いた背景には、複数の条件である縁が関係していると考えられる。むしろ、一つだけの縁がはたらいて結果が生じることは少ないように思われる。胃潰瘍と診断された人の場合、主体側の要因としては年齢、遺伝的素因、食習慣をはじめとする日常生活行動習慣、精神・心理的要因などをあげることができるが、それらが間接原因（縁）になっていると考えられる。

また、環境側の要因としては、職場や家庭内での出来事・人間関係、ストレス、生活に関わる地域の風習などを間接原因（縁）としてあげることができるだろう。つまり、胃潰瘍という一つの不健康状態には、いろいろな縁が複合的に関係していることが分かる。

ただし複合的に縁が関係していても、どの縁がもっともその人に影響を与えたかについては異なる。たとえば、同じストレス性の胃潰瘍と診断された人でも、ある人は受験勉強が、ある人は職場内での人間関係が、より強い縁として働いていると考えられるからである。したがって、医療・看護者は、複数の縁の中から、病気を招いた主要な縁が何であるのかを判断できなければならない。健康を回復させる場合も同様のことがいえよう。

一つの因が複数の健康・不健康状態としての結果をもたらす場合

結果としての健康・不健康状態の因と縁をたどっていくと、一つの因が複数の結果を招く場合がある。たとえば、自殺未遂を起こした女子学生が病院に運ばれてきた場合を考えてみよう。手首を切ったため、かなりの出血があり、輸血が必要な状態にあった。医師は傷の手当てをし、貧血の改善のために輸血を行い、鎮静剤を与えて病室で安静にさせ少し様子をみることにした。

その後、血液検査の結果から栄養状態も悪く、精神的にもかなり不安定であり精神科医の診察が必要であると判断された。この女子学生には、身体的にも精神的にも、さまざまな不健康状態としての結果が生じているが、自殺の原因は一カ月前の失恋であったことが分かった。失恋という一つの「因」が、自殺企図という結果を招いたことになるが、同時に失恋は不眠、精神的不安定、食欲不振、栄養状態の低下、貧血など複数の不健康状態を招いたことになる。このように一つの因が、次々と、あるいは同時に、複数の不健康状態としての結果を招く場合がある。

同様に一つの因が、より望ましい複数の健康状態を結果として招く場合も考えられる。たとえば、このケースに当てはめて考えるならば、精神科医の介入が功を奏し、精神的にも肉体的にも元の健康状態を取り戻させ、よい結果に結びついていくような場合である。

因が同じであっても縁によって結果が異なる場合

「因」が同じであっても、「縁」によって健康・不健康状態の結果が異なる場合がある。これは人が同じ環境下・条件下に置かれても、その結果が同じであるとは限らないということである。たとえば、学校給食が原因で食中毒が発生したとする。しかし、給食を食べた生徒全員が食中毒に罹るわけではない。同じ環境下で同じものを口にしても、中毒症状とその程度が異なる場合がある。ある生徒は入院を必要とし、ある生徒は全く中毒症状が出ないかもしれない。つまり、食中毒の直接原因となる細菌が体内に入ったとしても、個々の生徒の細菌に対する抵抗力が強い場合は発病せず、抵抗力が弱い場合は発病する。つまり、その時の生徒個々人の縁となる条件が異なっているからである。

このように因が同じであっても縁によって結果が異なる場合がある。これは健康状態を回復する過程においても同様である。たとえば、同性、同年齢で、同じような体格の人が虫垂炎の手術を受けたとしても、その回復過程に差が生じる場合などである。看護者がケアをするに当たっては、その主体の因と縁の分析をする力が求められる。

❖健康と不健康は常に変化しながら連続している

仏教の教えには、「あらゆるものは変化してやまない」ということが根底にある。われわれの周りには固定した一定条件というものはなく、さまざまな条件の下にすべてが存在し、その条件が変わると存在しているものも変化する。健康・不健康状態も主体側の条件とその主体を取り巻く環境条件との相互作用の中で生じている変化の過程であり、その変化は連続していると考えられる。

健康と不健康を連続線上にある過程としてとらえた場合、一般的には非常に望ましい健康状態・ふつうの健康状態・病弱・病気・死が同一線上にあり、きわめて悪い不健康状態の最終段階が死であるかのように考えられがちである。しかし、仏教の教えからみた場合、非常に望ましい健康状態の対局にあるものが死ではない。「生老病死」の過程そのものが、自然ないのちの営みの過程であり、それぞれの過程に、望ましい理想の姿があると考えられる。当然、健康と不健康状態を線を引いて分けることはできない。

生命の過程はその生命の誕生前から、死および死後までをも視野に入れた過程であり、定方向性をもち、変化・連続していると考えられる。そして、連続している「生老病死」の生命のそれぞれの過程に、さらに健康と不健康という変化の過程が関与していると考えられる。またこの変化の過程は、あらゆる人間に生じるものであるが、その程度と進行には個人差がある。

❖健康・不健康は人の生活と深く関係している

『和英対照仏教聖典』（以下『仏教聖典』と略）には、「生活」という言葉がよく出てくる。たとえば、「出家の生活」「生活の基礎」「生活を清める」「日常生活」「邪悪な生活」「愛欲の生活」「幻の生活」「生活の指針」「国民の生活」「日常生活の心得」「かたよった生活」「人の生活」などの言葉がみられる。また、仏典の最後には「生活索引」というのがあり、人生、信仰、修養、悩み、政治、経済、家庭、婦人、出家の道、社会という項目でまとめられている。これらのことからも、「生活」という概念がいかに重視されていたかをうかがい知ることができる。

「生活」とは人間の生きる営みの過程そのものであると考えられる。生活の目的の一つは生命を維持することであり、最も基本的な営みである。二つめの目的として、生計の維持が考えられる。生活を維持するためには経済的確立は不可欠である。生活の三つめの目的は、生涯をよりよく貫くことにある。生活は毎日反復される営みであり、個々の生活に伴う行動は生命の誕生とともに開始され、一生涯続けられる営みである。このような目的をもつ生きる営みの過程の総称を「生活」の概念としてとらえておきたい。

そして、健康・不健康という現象が人間の「生老病死」の過程において生じるものであるならば、同様に、健康・不健康という現象と日常的な営みである「生活」の概念を切り離して考えることはできないであろう。よって、看護者は対象の健康や健康問題を考えるうえで、人間の「生活」に対する視点をもつことなく、その人にとっての望ましい生老病死の姿や理想的な健康状態を査定することはできないものと考える。

❖健康・不健康の前提

仏教の教えに基づいた「健康の意義」や「健康の定義」を基本にすえ、仏教看護における「健康・不健康」の前提を次のように考えた。

①人間の健康・不健康状態は、因縁生起の結果として表れたものである。
②不健康状態としての健康障害や健康破綻は、心身が何らかの原因・条件によって不均衡を生じた結果である。
③健康と不健康の境界は明確ではなく、常に連続しながら変化しているものである。
④健康は、個人の主観的あるいは客観的な判断だけで決めることはできない。
⑤健康は、相対的なものであり、個々人の生活習慣に大きく影響されるものである。
⑥健康は、人生の目的・目標を達成するうえで重要であるが、健康そのものが人生の目的となるものではない。
⑦人間は、不健康状態を苦と感じることが多いが、その体験から真の健康について考える機会を与えられることも多い。
⑧健康的な状態とは、現在のみならず将来とも健康であろうとする気持ちがあり、それを行動に移すことができる状態である。
⑨たとえ不健康状態になった場合でも、医療関係者と共同して、より望ましい健康状態をめざそうとする意思があり、それを行動に移すことができれば健康的である。

⑩健康・不健康状態、さらには最後に訪れる死も、人間のいのちの自然な営み現象である。

(3) 仏教の教えからみた健康生活

❖生老病死を見すえた中から健康・不健康をとらえる

人間にとって、健康は人生の目的を達成するうえで重要なものであるが、健康そのものが人生の目的となるものではない。仏教の教えからみれば、人生の目標は、さまざまな煩悩から解放されて自由な心境を得ることにある。

看護の教科書に、「人生の目標は〝しあわせ〟であって、これを達成するために人々は健康であることを念願している。逆に人間はたとえ健康でなくとも、人生の目標に向けて成長していくことができる」[8]とあるが、〝しあわせ〟とはどのような状態をいうのであろうか。この〝しあわせ〟の概念によって、看護のめざすべき目的や方法論も変わってくるように思われる。あるいは個々人によって「しあわせ」や「めざすべき理想の姿」も異なっているかもしれない。

『仏教聖典』に、「まず最初に、人はこの世の生と死の根本的な性質を心に留めなければならない」[9]と記されている。普段、人が死について考えることは不健康であるかのごとき感があるが、真の健康生活を考えようとするならば、まずは「この世の生と死の根本的な性質を心に留めること」から始めなければならないように思う。なぜならば人は「生老病死」を避けて通ることはできないからである。したがって、誰もがこの生命の生老病死の過程を避けて通れないことを前提としたうえで、自身の「しあわせ」や「めざすべき理想の姿」を描かなければ、真の健康生活にも近付くことはできないように思われる。

看護する者もされる者も、自身の生老病死を真正面から見すえ、苦しみの根本とは何なのかを考えることから、本当の健康・不健康を見つめることができるのではないだろうか。

❖健康的で理想的な「生老病死」の受け止め方

個々人が生活の中で、健康的で理想的な「生老病死」のあり方を実現していくためには、どのようなことが実践できたり、行動に移せたり、受け入れられれば健康的であるといえるのだろうか。すでに健康的な状態については述べてきたが、いずれにしても、因縁生起の理をわきまえ、健康生活において自らに責任をもつことが大切であろうと思われる。

『仏教聖典』に次のようなことが記されている。

「四正勤《ししょうごん》とは次の四つである。
これから起ころうとする悪は、起こらない先に防ぐ。
すでに起こった悪は、断ち切る。
これから起ころうとする善は、起こるようにしむける。
すでに起こった善は、いよいよ大きくなるように育てる[10]」

この四正勤の教えにみられる「悪」に「病気・不健康」を、「善」に「健康」を置き換えて考えてみると、その「理」から健康生活への示唆を受けることができる。つまり病気・不健康状態は未然に防ぐことが大切であり、すでに生じてしまった病気・不健康状態に対しては、原因を明らかにして治すことが大切であることを教えられる。また、普段から望ましい健康状態をめざして生活習慣を保つことの大切さと、それを継続することの大事さについても示唆を受けることができよう。これらの教えを踏まえて、理想的な健康のあり方について考えてみたい。

健康的な状態とは、まずは健康を維持・増進でき、疾病を予防したり早期に発見できるような行動がとれることである。たとえば、ストレスが溜まってきたと感じたら、身体症状が出る前にストレス解消の手立てを講じ、病気の発生を未然に防ぐような行動がとれることである。また、定期健康診断を受け、常に身体の健康状態をチェックし疾病の予防に努めることも大切であろう。あるいは、健康生活や健康習慣に反するような行動を改善し、自己管理していくことも健康的な状態であるといえるだろう。

また、一度病気に罹った人であっても、回復後、健康の保持・増進、疾病の予防、再発防止に向けて、望ましい行動がとれれば健康的であると考えたい。たとえば、望ましくない従来の生活習慣・行動を改善したり、管理していくことができるなどの場合である。

次には、たとえ不健康状態が生じた場合でも、医療関係者と共同して次のような行動がとれたり、受け入れられる状態であれば健康的であると考えられる。一つには、疾病に罹った場合でも、治療に向けての行動がとれる場合である。この段階では、看護者は、疾病の因と縁の関係を明確にし、その原因を取り除き対象を本来の望ましい健康状態へと向かわせることが目標となる。たとえば、ある患者が虫垂炎で手術が必要であると診断されたら、本人がその状況を理解し、手術を受け入れ、回復に向けての行動がとれれば、たとえ疾病があったとしても健康的であるということになるだろう。

二つめは、根治もしくは完治できないような不健康状態が生じてしまった場合でも、生涯、その病いをうまくコントロールしていくことができれば健康的であると考えられる。たとえば、糖尿病や高血圧症、ネフローゼ症候群などの診断を受けた人の場合である。つまり、本人が自分の病気の原因や性質を理解し、病気に対して投げやりにならず、生涯に渡りコントロールができるような行動がとれればその人は健康的であると考えられる。

三つめは、手術や事故などで身体の一部や機能を失った場合でも、その事態や現実を受け入れ、日常生活に適応しようとする行動がとれれば健康的である。現代医学・科学の発達は、治療方法や人工臓器の開発、手術技術や方法の改善、医療器械・器具の開発、薬品類の開発・改良等をもたらし、人が「失ったものは失ったものとして受け入れ、日常生活に適応していけるような」状況をより多く生み出している。

たとえば、種々の臓器の摘出や切除を受けた人、人工肛門・人工膀胱などを造設した人、交通事故により車椅子生活を余儀なくされた人、機械・器具を装着した人たちがさまざまな状況下で日常生活を送っている。しかし、このような状況下にあったとしても、現実を受け入れ、環境に適応しながら日常生活を送ることができれば、障害を持っていたとしても健康的であると考えられる。

最後は、病気からの回復やコントロールが難しく、どうしても死を避けられない場合は、それを自然な生命の営みの最終段階として受け入れることができれば健康的であると考える。この世に生を受けた者は、だれ一人として「死」を避けて通ることはできない。この道理を理性でとらえられたとしても、人間にとって死は人生最大の苦しみであり、恐怖であろう。

しかし仏教では、悟りによって苦しみを断ち切ることができるとしている。明らかな知慧をもって現実を受け止めるならば、人は苦しみから遠ざかり離れることができるという。死が避けることのできない人生最大の苦しみであったとしても、明らかな知慧をもって受け止めるならば、人は死さえも自然で健康的な営みの過程として受け入れることができるということになる。

❖健康生活を維持するための方法

では、人が生き、暮らしていく生活の営みの中で、どうすれば死の瞬間まで健康的な生活を維持することができるのだろうか。経典の中に次のような記述がある。

「もろもろの道のうちでは〈八つの部分よりなる正しい道〉が最もすぐれている。もろもろの真理のうちでは〈四つの句〉(=四諦《たい》)が最もすぐれている。もろもろの徳のうちでは〈情欲を離れること〉が最もすぐれている(後略)」「これこそ道である(後略)」「汝らがこの道を行くならば、苦しみをなくすことができるであろう(後略)[11]」

「実に心が統一されたならば、豊かな知慧が生じる。心が統一されないならば、豊かな知慧がほろびる。生ずることとほろびることとのこの二種の道を知って、豊かな知慧が生ずるように自己をととのえよ[12]」

「つねに敬礼を守り、年長者を敬う人には、四種のことがらが増大する。——すなわち、寿命と美しさと楽しみと力とである[13]」

「常に身体(の本性)を思いつづけて、為すべからざることを為さず、為すべきことを常に為して、心がけて、みずから気をつけている人々には、もろもろの汚れがなくなる[14]」

「……(大きかろうとも、小さかろうとも)、どんなことにでも満足するのは楽しい。善いことをしておけば、命の終るときに楽しい。(悪いことをしなかったので)、あらゆる苦しみ(の報い)を除くことは楽しい[15]」

「身体についてつねに真相を念《おも》い、つねに諸の感覚を慎しみ、心を安定させている者は、それによって自己の安らぎを知るであろう[16]」

これらの言葉の中に、人間が死の瞬間まで健康的な状態でいられるための方法を見ることができるであろう。引用文にある「四諦の教え」とは、仏教の根本経説ともいわれている教えである。四諦の「諦」とは、「真理」とか「真実」という意味があり、「四諦」とは四つの真理、四つの明らかな智恵、四つの真実なるもの、と解釈されている。そして、この四つの真理とは苦諦《くたい》、集諦《じったい》、滅諦《めったい》、道諦《どうたい》の総称で、四聖諦《ししょうたい》ともいわれる。

簡単にいえば、苦諦とは迷いの生存は苦であるという真理であり、今ある現実の姿と考えられる。集諦とは欲望の尽きないことが苦を生起させているという真理であり、苦の原因・理由に関する真理である。そして滅諦とは、欲望のなくなった状態が理想の境地であるという真理であり、めざす理想の姿と考えられる。道諦は、苦滅にいたるためには八つの正しい修行によらなければならないという真理であり、理想にいたるための方法と考えられている。

たとえば、病気を例にしてこの四諦の教えを考えるならば、苦諦は今現に生じている病気の状態そのものであり、病状が苦であるとするならば、集諦はその病気や病状の原因に当たるものである。つまり病気の苦しみの原因を探り、その原因や条件を明らかにすることである。そして、滅諦とはどうすればその病気の苦しみを取り除き、望ましい健康状態にいたれるかを考えることであり、そのような理想的な状態にいたるための方法が道諦に当たる。道諦とは病気を治し、健康を回復させるための方法ということになるだろう。

そして、理想的な状態にいたるための方法が仏教でいう八正道に相当する。「八正道」とは八つの支分からなる聖なる道の意である。それらは①正見《しょうけん》（正しい見解）、②正思《しょうし》（正しい思惟）、③正語《しょうご》（正しい言葉）、④正業《しょうごう》（正しい行い）、⑤正命《しょうみょう》（正しい生活）、⑥正精進《しょうしょうじん》（正しい努力）、⑦正念《しょうねん》（正しい心の落着き）、⑧正定《しょうじょう》（正しい精神統一）の八つである。人間として正しい生き方をめざすならば、この八つの生き方を指針として毎日の生活を正してゆくことが大事なことであるとされている。ここでいう「正しさ」とは、仏教においては仏の心を知り、そのことによって「正しさ」をつかんでいくことではないかと考えられる。

この教えに示されている道諦、つまり八つの正しい実践徳目である「八正道」を日々実践し、正しい精神統一によって心の安らぎを得ることができれば、日々の健康生活の保持のみならず、「死」の苦しみからも解放されて、最後まで健康的な状態を維持することが可能になるのではないかと考えられる。

また、心については、すでに「この世の中で心のはたらきによって作り出されないものは何一つない」[17]、「すべてのものは、みな心を先とし、心を主《あるじ》とし、心から成っている」[18]という記述を取り上げてきたが、健康・不健康を考える場合、心のはたらきとは切っても切り離せない関係にあるように思われる。

健康的な生活を維持するためには、すでに述べてきた健康・不健康がどのような原因や条件によってもたらされるのかを認識し、常に自身の望ましい理想的な健康状態を思い描きながら、それに向かって行動に移せるように自ら「心」をコントロールしていくことが、もっとも大切な事であると考えられる。看護者は、この理を踏まえて、対象の健康状態をアセスメントでき、その対象にあった方法を選び取りながら、対象自らが心のコントロールができるような指導や関わりができる力を身に付ける必要があるだろう。

引用文献
1）中村元訳『ブッダ最後の旅』（岩波文庫、一九九三年、一〇）
2）中村元訳『ブッダの真理のことば』（岩波文庫、一九九一年、三八）

3）中村元訳『ブッダ最後の旅』（岩波文庫、一九九三年、二一）
4）同右、二五
5）中村元訳『ブッダの真理のことば』（岩波文庫、一九九一年、二九）
6）後閑容子・蝦名美智子編集『健康科学概論』（廣川書店、一九九八年、四）
7）中村元他編『岩波仏教辞典』（岩波書店、一九九二年、七七）
8）波多野梗子著『看護学概論』（医学書院、一九九四年、一四）
9）『和英対照仏教聖典』（仏教伝道協会、二〇〇〇年、三〇三）
10）同右、三三三
11）中村元訳『ブッダの真理のことば』（岩波文庫、一九九一年、四八）
12）同右、四九
13）同右、二五
14）同右、五一
15）同右、五六
16）中村元訳『ブッダの感興のことば』（岩波文庫、一九九一年、二〇五）
17）『和英対照仏教聖典』（仏教伝道協会、二〇〇〇年、九九）
18）同右、一〇一

4　仏教看護における病気観

前節では、健康に相反する概念として不健康という言葉を使ったが、不健康と一口にいっても、その言葉には、いろいろな意味合いがあるように思われる。たとえば、不健康である状態を表現する場合にも、病気、疾患、疾病、病い、病、わずらいなどさまざまな用語が使われている。ここでは不健康の概念を整理しながら、仏教看護における「病気観」について考える。

(1) 現代の病気観

❖不健康状態としての「やまい」の定義

現代では、いわゆる不健康状態をどのように定義しているのだろうか。この不健康状態として表現される言葉には病気、疾患、疾病、病患、病、病い、わずらい、いたつきなどがあるが、微妙な使い分けや区別をして用いられている。漢和字典には、「やまい」に該当する語句として「病」「疾《しつ》」「疚《きゅう》」「疢《ちん》」「痾《あ》」などがあげられている。

「疾」の字源には「急病」の意があり、急に発する比較的軽い「やまい」をさしており、「病」の方は「疾」のはなはだしいもので、その「疾」の漸次加わり進んだもので重い「やまい」の意味がある。「疚」は長いやまいを意味し、「痾」も長わずらいややまいの深く進んだ状態の「やまい」をさしている。また、「疢」ははげしい「やまい」を意味している。[1]

もっとも一般的に用いられる「病気」という用語についてみてみると、ウェブスターの辞書には、病気とは「身体や精神の不健康な状態」と定義づけられており、小学館の『大辞泉』では、「生体がその機能や生理・精神機能に障害を起こし、苦痛や不快感を伴い、健康な日常生活を営めない状態。医療の対象。疾病。やまい」とある。同じく小学館から出版されている『国語大辞典』には「生体が正常と異なった形態または機能を示す状態。人や動物が内部からの自然的な発生、または外部からの感染によって、身体に異常が起こり、正常な生活ができなくなる状態……」とある。

医学概論の教科書には「病気とは、生命力が充実せず、そのはたらきが十分に発揮されない状態」「個人の身体になんらかの障害が生じ、その機能が低下し、身体全体としては調和の乱された状態」とある。[2)] また、看護学の教科書では「病気とは医師が疾病としてとらえる生物学的状態のみでなく、心理的・社会的にも通常の活動が妨げられ、本人も病気であることを認知している状態である[3)]」とある。

このように、「病気」についてのいくつかの定義をとりあげただけでも、やまいの本質的特性に加えて、いくつかの側面・要素が重なっていることが分かる。たとえば、医学的、生理学的、生物学的、心理学的、社会学的、生態学的などの側面である。また、いわゆる「やまい」が人類の存在とともにあったことは、歴史的にみてもあきらかであり、古代では「やまい」は呪術的なもの、宗教的なものとして考えられていた。「やまい」が「たたり」であるとされた時代もあるが、このような考え方が現代では全くなくなったかといえば、そうとはいえない面もある。自然科学が発達し、病気の原因がかなり解明されてきている現代社会においても、一部の地域や人々の間では、呪術的・宗教的な病気観が受け入れられていることもある。

しかし、時代の中で、「やまい」の本質や定義がさまざまになされたとしても、共通している事実は、「やまい」とはあらゆる人々が経験している普遍的な現象であり、人々の日常生活の中で体験され、見られ、語られ、聞かれる「現象」であるという点である。しかも、「やまい」は何らかの形でその人の通常の活動を妨げたり、心身ともにそのはたらきを十分に発揮させない性質を有している。

❖病気・疾患・疾病・病い

不健康状態の概念を整理していくうえで、病気（illness）、疾患・疾病（disease）、病い（sickness）という言葉を区別する必要性があるように思われる。そこで、これらの言葉のもつ一般的な概念について整理をしておきたい。

病気（illness）とは、その人が自分は具合が悪いと感じている状態である。病気は本人がそれを知覚しなければ始まらない。それは、その人が身体や意識で感じている「気分がすぐれない」とか「不快である」状態をいう。病気の時には、たとえば、頭が痛い、体がだるい、めまいがするなど、その人が主観的に感じている症状がある。「症」という字には、病気の性質という意味があるが、症状としての不健康感は、比較的局所に限局しているものから、全身で感じとる知覚のものまである。

病気体験はその人にとって独特のものであり、全身の状態に対する不健康感として知覚される。しかし、このような不健康感が本人に知覚されても、かならずしも客観的な所見が伴うとは限らない。このような場合は診断名が下されることもなく、治療の対象とならないこともある。一般的には、病気という概念は英語の illness や sickness に相当するものと考えられる。

疾患・疾病（disease）は、病気を客観的、論理的にとらえた概念である。疾患と疾病は同義語としてとらえられるが、一般的には医師がその病気をとらえ、客観的な所見があり、それらを分析したり、診断したりして、共通に確認できる状態であり治療の対象となるものである。どちらかといえば、疾患や疾病は病んでいる部分に焦点が当てられているように感じられる。また、疾患や疾病の場合は、器官・臓器など特定の部分に客観的な所見が見られたとしても、本人自身にその不健康状態が知覚されない場合もあり得る。つまり、疾患や疾病の場合は不健康感というよりも不健康状態としてとらえることができるだろう。疾患や疾病は、病気の原因と結果があきらかにされ、「肺がん」「心筋梗塞」などのように診断が下され、治療の対象となる場合がほとんどである。

病い（sickness）は、不健康感としての「病気」を知覚したり、「疾患・疾病」に罹っていることを認識している人の反応であり、体験そのものであると考えられる。あるいは「病気」や「疾患・疾病」をまさに体験している人の「状態」と考えてもいいであろう。それが不健康感であれ、不健康状態であれ、その人に知覚され、体験されるところから「病い」が始まるように思われる。

たとえば、その人に自覚症状がなくても治療が必要な疾患に罹っていると診断された時点から「病い」は始まり、たとえ治療の必要のないものであったとしても、それがその人に不健康感として知覚されるものであるならば「病い」の体験となるであろう。

(2) 仏教の教えにみる病い観

❖苦としての病い

仏教では人間の避けられない四つの苦しみを「四苦」といい、生まれること、老いること、病むこと、死ぬことの四つをあげている。「病い」も人間が避けることのできない「苦」の一つとしてとらえられている。では、仏教では「苦」をどのようにとらえているのであろうか。

阿毘達磨文献によれば、「苦は逼悩《ひつのう》の義と定義され、圧迫して悩ます」という意味がある。そしてこの苦には二つの用法があり、一つは楽や不苦不楽に対する苦であり、他は一切皆苦といわれる時の苦である。前者は日常的感覚における苦であり、肉体的な身苦（苦）と精神的な心苦（憂）に分けられることもある[4]。肉体的・精神的苦痛や苦悩は体験的にも理解できるが、後者の苦についてはすべての人間が日常的に体験しているかといえばそうではないようにも思われる。

また、仏教では「三苦」という苦の分類をする場合がある。三苦とは「苦苦《くく》」「壊苦《えく》」「行苦《ぎょうく》」をさし、「苦苦」とは、主として寒さ、暑さ、飢え、渇き、痛みなどの肉体的苦痛のことである。病いには傷の痛みをはじめとするさまざまな肉体的苦痛が伴う。

「壊苦」とは、今まで保っていたある状態が壊れる時に感じる苦しみであり、精神的苦悩をさす場合が多い。たとえば、乳がんのために乳房を切除しなければならない苦しみや脳出血のために半身不随になってしまった苦しみなどである。その他、肉親の死、会社の倒産、離婚などに伴う苦しみなども壊苦としてとらえることができるだろう。「壊苦」には、「苦苦」に伴って生じる苦しみも多いと思われる。最後の「行苦」とは、あらゆる現象世界はすべては無常であり、人間は生滅変化を免れ得ないから苦である、という考え方である。簡単にいえば移ろい、変化していくことに対する苦しみのことであり、その変化におそれおののく不安が行苦であると考えてもいいであろう。病気のために身体的、精神的、社会的に、ある状態や状況がどんどん変化したり、その変化とともに本質的な生存をも脅かすような苦しみとして行苦をとらえることができるであろう。行苦は、苦苦や壊苦をも含むものである。苦をこのようにとらえた場合、すなわち苦でないものはないということになり、「一切皆苦」とはこのような意をもつものと考えられる。

また、「苦」という漢字を辞典で調べてみると、字源には、「にがい草の一種である草の名が転じて、にがい、苦しい、苦しみなどの義になった[5]」とある。岩波の『国語辞典』には、「①味覚のひとつ。にがい。にがにがしく思う、②堪えがたい圧迫を感ずる。心になやむ。苦しく思う。くるしむ、③骨を折る。力を尽くす、④苦しみ。心に痛みを与える原因」などとある。

これらの意味合いからも分かるように、「苦」はできれば避けて通りたいものである。しかし、人は日常的な出来事として「病い」という「苦」を体験する存在である。そして、その病いはさらに、身体的、精神的、社会的、実存的、宗教的な面でのさまざまな「苦」、つまり、苦痛や苦悩をもたらすものである。「生老病死」における生命の営みの過程において、人は「病い」を避けて通ることは難しく、病いを避けて通れない存在である以上、病いに伴うさまざまな「苦」をも避けて通ることはできないように思われる。

❖因縁生起の結果としての病い

「病い」も種々の因（原因・直接原因）と縁（条件・間接原因）により生じた結果であると考えられる。したがって、その病いを生じさせている「苦」の原因を追及し、「苦」の根源を断ち切れば健康を回復することができるものと考えられる。すでに前節において、「健康・不健康状態は因縁生起の結果として表れたものである」ということについて取り上げている。したがって、不健康状態という言葉を病いという言葉に置き換えて考えてみれば、その考え方はほぼ同様であるので、詳しくはそちらの内容を参照してほしい。

また、経典には、病気は一つには、外傷や寒冷など外力の影響（外の因縁）によって起こるものと、身体内臓諸器官などの異常（内の因縁）から生じるものがあることを教えている。あるいは、病いを前世の報いから起こるものと、現世に起こるものとに分けて考え、後者の場合をいわゆる内科的な病いと外科的な病いに分けてみる場合もあるようである。

仏教思想に基づいて生まれた病いとして「鬼病」「魔病」「業病」などの言葉がある。これらの病いは、鬼や悪魔がとりついたり、体内に入ったりして起こるものであったり、前世あるいは現世での悪業のむくいであったり、仏さまが下した罰で現れるものだと考えられている。先に述べたような病いの場合は、医薬の力を借りたり、日常生活行動を正したりすれば治るものと考えられるが、鬼病、魔病には呪術が必要であったり、業病には過去の悪業を悔い改めることが病いの治癒に必要とされる。いずれにしても、病いは種々の因（原因・直接原因）と縁（条件・間接原因）により生じた結果であるという考え方ができる。

❖色身不二《しきしんふに》としての人間観を基本とした病い

色身不二とは、身体と心が不二一体であり、二つに完全に分離することはできないことをいう。身体にしても、心にしても、それぞれ独立・固定のものではなく、関係し合っていると考えることができる。これはいわゆる「心身相関」の意と同義と考えていいであろう。この考え方は、現代においても十分通用するように思われる。

人間の精神・心理状態と身体的状態が、互いに関係していることはすでに知られている。たとえば、喜怒哀楽の感情は自律神経系と内分泌系を介して、内臓諸器官のはたらきに影響する。失恋のために深く心が傷つき食事が喉を通らないとか、職場で上司と喧嘩をして血圧が上がるとか、受験生が試験勉強によるストレスから胃潰瘍になるなど、悲哀、怒り、不安、恐怖、緊張などの感情は消化器系や呼吸・循環器系、内分泌系の症状として現れることがある。

つまり、心の状態は抽象的な観念ではなく、物質化されて体や健康状態に作用していると考えられる。人間は怒ったり緊張すると、脳内にノルアドレナリンが分泌されるが、いつも強いストレスを感じていたり、イライラして怒っている人はノルアドレナリンのせいで病気になったり、老化が進むことが科学的にも実証されている。仏教でも、人間を色身不二の存在としてとらえ、霊肉の調和という観点から人間を見つめようとしているが、このような人間観を基本におくならば、身体と心のバランスが崩れた結果として「病い」をとらえることができるだろう。

❖煩悩から生じる不健康状態

「煩悩」とは心身を乱し悩ませ、正しい判断を妨げる心のはたらきをいう。いわゆる悪しき精神作用の総称であるが、昔から人間は「百八つ」の煩悩があるといわれ、このように数多くの煩悩により肉体の健康状態も影響を受けていると考えられる。煩悩は自己中心的で、肉体的な自我にとらわれ、それに基づく肉体や事物への執着から生じるとされているが、そのような煩悩に振り回される生き方をしていては、健康状態も損なわれると考えられる。

煩悩の代表的なものは貪《とん》・瞋《じん》・癡《ち》・慢《まん》・疑《ぎ》・見《けん》の六つであり「六大煩悩」といわれている。とくに貪・瞋・癡は心の三毒といわれ、この三毒が煩悩の根源的なものであるとされている。「貪」とは欲望から生じる貪りの心であり、「瞋」とは気に入らないことがあるとすぐカッとなって怒ることであり、「癡」とは物事の正しい道理を知らないところから生じる不平不満や愚痴など愚かなことをいう。とくにその中の癡が、煩悩のもっとも根本的なものとされている。経典に次のような句がある。

「貪り、瞋り、愚かさは熱のようなものである。どんな人でも、この熱の一つでも持てば、いかに美しい広びろとした部屋に身を横たえても、その熱にうなされて、寝苦しい思いをしなければならない。（中略）この三つは、この世の悲しみと苦しみのもとである」[6)]

「外から飛んでくる毒矢は防ぐすべがあっても、内からくる毒矢は防ぐすべがない。貪《むさぼ》りと瞋《いか》りと愚かさと高ぶりとは、四つの毒矢にもたとえられるさまざまな病を起こすものである」[7)]

病いも苦の一つであると考えるならば、こうした「貪りの心」「瞋りの心」「愚かな心」は病いや病いに伴うさまざまな苦しみをもたらす原因になっているものと考えられる。つまり、悪しき精神作用である煩悩は、人々の健康を害し、病気を引き起こす原因にもなるものと思われる。このような煩悩に振り回される生活は不健康状態を招くばかりでなく、病気になった場合も、さらに不健康状態を増長させるものであろう。

また、「貪りと瞋りと愚かさと高ぶりという四つの毒矢は、内からくる毒矢である」と記されているが、まさに自らの精神作用が原因となって自らの肉体にもたらしている結果としての不健康状態であると考えることができる。

❖中道からはずれた生活から生じる病い

「中道」とは、相互に矛盾対立する二つの極端な立場から離れた自由な立場や実践のことをいう。ここでいう「中」とは、二つのものの中間ではなく、二つのものから離れ、矛盾対立を超えることを意味しており、「道」は実践・方法をさすものである。また「中道」とは正しい道のことでもある。[8)]

病いと中道の関係を考える場合、一つには健康的で理想的な生活を維持するための方法論・実践論として取り上げた「八正道」からはずれた生活は、病いを生じさせる引き金になるものと考えられる。もう一つは、病気や健康に対する受け止め方・考え方において極端な考えにとらわれることは、病気を生じさせる原因になると考えられる点である。

後者の場合は、健康や病気にこだわり過ぎたり、意識し過ぎたり、過度な行動に出たりする場合をいう。健康や病気に執着し過ぎて、これは健康や病気によいとか悪いとか極端な考え方をしたり、それを行動に移して逆に病気を招いたり、一層、病気を悪くするような場合である。あるいは、健康や病気に無頓着過ぎたり、自身の体や健康を過信して病気を招いてしまうこともあるだろう。たとえば、術後の早期離床の考え方にしても、離床が早すぎても遅すぎても望ましい結果には結び付いていかない。食事にしても必要な栄養素をバランスよく摂ることが大事であり、摂り過ぎも、そのまた逆も望ましくない。このように、自身の健康・病気・身体などに対して、極端な発想をしたり、それを実践したり、行動に移すことは、病気を生じさせる原因になるものと考えられる。

❖疾病の予防を重視した仏教の教え

現代医学においては予防医学の領域は重視されている。しかし、釈尊の時代にあっても、いわゆる予防医学的行為が重視されていたことが分かる。釈尊は出家修行者たちに対して、教団の中で守るべき戒律を定めている。戒律とは出家者たちの修行規範を示す用語であるが、戒は修行規則を守ろうとする自律的な決心で、修行を推進する自発的な精神をいい、律は集団生活を営む僧侶の生活規則のことである[9]。

これらの戒律の中には、健康生活を維持するための日常生活上の規制についても説かれている。それらはさまざまな経典において、睡眠、食事、身体の清潔、排泄、環境整備・清潔など、基本的欲求に基づく日常生活行為・行動における規制として示されている。もちろん、現代予防医学に比較できるほどの科学的裏付けがあるわけではないが、日常生活行動を規制し、人々の健康への自覚を促しているという点においては、普段から病気を未然に防ぎ、より健康的な生活を獲得するための考え方を示しているという点では注目に値するものであろう。

『仏教聖典』には、かたよった生活とはどのようなもので、どのような結果をもたらすのか、愛欲の生活を送ればどうなるのかなどについても記されている。さらには「食事の心得」「日常生活の心得」

「着物を着るときの心得」「寝る時の心得」「寒さ、暑さに対する心得」などが記されている。いずれもが、単に肉体的、物質的、物理的、生活的な視点からではなく、常に仏教の教えと重ね合わせながら「正しい心のあり方」、「望ましい生き方」という視点からとらえられている点は興味深い。

❖仏教の教えにみる病い観

仏教は、「人生は苦である」というところから出発しているが、その苦を断ち切る方法をも示している。つまり、苦を滅した理想的な姿を示して、それをめざすことの大切さを説いている。したがって、仏教の教えからみれば、真実の姿に気付かないで迷いの人生を送っていること、また真実に向き合ったとしても、苦を滅した理想的な望ましい姿をめざそうとしないこと自体、心身ともに本当の「健康的な状態」ではなく「不健康状態」にあると考えてもいいのかもしれない。経典に次のようなことが記されている。

「戒しめを受けたもつことは楽しい。身体が悩まされることがない。夜は安らかに眠る。目が覚めたならば心に喜ぶ[10)]」

「明らかな知慧があり、戒しめをたもつ人は福徳をつくり、ものをわかちあって、この世でもかの世でも、安楽を達成する[11)]」

「身について慎しむのは善い。ことばについて慎しむのは善い。心について慎しむのは善い。あらゆることについて慎しむのは善いことである。あらゆることがらについて慎しむ修行僧はすべての苦しみから脱れる[12)]」

「(1)苦しみと(2)苦しみの原因と(3)苦しみの止滅と(4)それに至る道とをさとった人は、一切の悪から離脱する。それが苦しみの終滅であると説かれる」[13]

「心をまもり、ことばをまもり、身体の動作につねに気をつけている人は、悩みに出会っても苦しまないであろう。――真理に安住し、真理を知り、いとも聡明なる人は――」[14]

しかし、すべての人々が仏教者であるわけではない。人それぞれが自身の価値観や信条、信仰を有し、なかには特定の信仰をもたない人々も多いことであろう。したがって、ここでは仏教看護という視点から、「病い」をとらえておきたい。

要は、望ましい健康状態の対局にあるものが「死」や「病気」であるという考え方ではなく、むしろ、人間が生きていくうえで老・病・死は避けられない生命の自然な営みであることを前提としたうえで、そのような苦の一つである「病い」をとらえたい。そして、すでに述べてきた病いについての考え方を基本において、仏教の教えからみた「病い観」の前提を次のように整理した。ここでは「病い」の総称概念として、「不健康」という用語を使った。

①人間は「生老病死」の四苦から逃れることができない存在である。この真実に気付かないでいること自体、不健康なことである。

②肉体は有限である。有限であるその肉体に執着して、これが自分だと思っていることは不健康なことである。

③人間の悩みや苦しみのもとは肉体に執着するところから生じていることが多く、そのことに気付かないでいることは不健康なことである。また、そのことに気付いたとしても、この世的な肉体を中心とした迷いを吹き消さないかぎりは不健康である。

④四苦をはじめとする人間の悩みや苦しみは、知慧の力によって断ち切ることができるものであるが、それに気付いていない状態は不健康である。
⑤肉体を中心として生じる煩悩に翻弄されている状態は不健康である。
⑥病気や健康に対する受け止め方、考え方において極端な考えにとらわれていたり、それを実行していることは不健康である。
⑦健康の大切さが分かっていても、自身の身体をいたわらず、健康を維持するための正しい方法を実践しようとしなければ不健康である。
⑧普段から病気を予防することの大切さを顧みず、健康的な生活を送ろうとしないことは不健康である。
⑨正しい知慧をもたず、病気の苦しみと、その苦しみである病気の成り立ちを分かろうとせず、苦しみである病気を断ち切った望ましい姿を求めようとせず、その苦しみを断ち切る方法を実践しようとしないことは不健康である。
⑩真実の世界に気付かず、迷いの状態や状況におかれている場合は、真に健康的であるとはいえない。

引用文献

1）上田万年他共編『新大字典』（講談社、一九九三年、一五八六）
2）日野原重明『医学概論』（系統看護学講座　専門基礎1、医学書院、一九九五年、五一）
3）杉野佳江他編『基礎看護学3』（金原出版、一九九一年、三）
4）中村元他編『岩波仏教辞典』（岩波書店、一九九二年、一九五）
5）上田万年他共編『新大字典』（講談社、一九九三年、一九六三）

6）『和英対照仏教聖典』（仏教伝道協会、二〇〇〇年、一六五、一六七）
7）同右、一七一
8）中村元他編『岩波仏教辞典』（岩波書店、一九九二年、五七四）
9）同右、一〇七
10）中村元訳『ブッダの感興のことば』（岩波文庫、一九九一年、一八一）
11）同右、一八一
12）同右、一八五
13）同右、二四三
14）同右、二八二

5　仏教看護における環境観

仏教看護の定義の中では、直接、「環境」という用語を使ってはいない。しかし、看護の主要概念には「環境」も含まれており、重要な概念である。ここでは、仏教看護における、いわゆる「環境」の概念とはどのような前提のもとに成り立つのかについて考えたい。

（1）現代の環境観

近年、全世界的に環境への関心がたかまってきており、さまざまな領域において環境と人間との関わりについての研究が行われている。看護を実践していくうえで、看護の主要概念の一つでもある環境を、どのような観点からとらえていけばいいのだろうか。まずは、現代の一般的な「人間と環境」についての見方や考え方についてみてみたい。

現代では、いわゆる「環境」をどのように定義しているのだろうか。漢和字典には「①めぐり囲む区域。②生物の周囲を取り囲むすべてのものの意」とあり、かなり広がりのある概念をもつ用語であることが分かる。小学館の『大辞泉』には、「まわりを取り巻く周囲の状態や世界。人間あるいは生物を取り囲み、相互に関係し合って直接・間接に影響を与える外界」と記されている。つまり、相互に関係し合うという観点からすれば、いろいろな学問領域、専門領域で取り上げられる概念であることが分かる。

つまり、「環境」とは一言でいえば主体を取り巻いている外界のことであるが、環境の概念には、さまざまな分け方があり、また熟語も多い。たとえば、環境への適応という場合には、自然環境、社会的環境、技術的環境などを含んでおり、自然環境をさらに動植物からなる有機的環境と地質・地形・気候などからなる無機的環境に分けて考える場合がある。また、客観的にとらえられる物理的環境や地理的環境と行動や心理に影響を及ぼす行動的環境や心理学的環境に区別する場合もみられるし、生体外環境と生体内環境に区別し、それぞれ外部環境・内部環境と呼ぶ場合もある。あるいはまた、環境を自然環境と文化環境というように二分して考える場合もある。このように、環境には多様な見方や考え方があることが分かる。

また、環境という漢字のつく熟語も多く、「地球環境」「人工環境」「社会環境」「文化環境」「人間環境」「技術的環境」「精神的環境」「物理的環境」「化学的環境」「生物的環境」「外的環境」「生理的環境」「住居環境」「生活環境」「教育環境」「家庭環境」「客観的環境」などの用語が使われている。このように、環境を構成する因子にはさまざまなものが考えられるが、「環境と健康」「看護と環境」について考えていくうえで、環境因子をどのように分けてとらえるのがいいのだろうか。

大浦氏は環境因子を大きくまとめるとするならば、「自然的因子・文化的因子・人間存在」の三つとすることができるであろうとし、これら三要素群をそれぞれ「自然環境・文化環境・人間環境」と呼び、それらの人間形成的意義について述べている。[1] また、波多野氏は、個人を取り巻く環境が、健康の保持・増進や健康の回復などに強い影響をもつものであるとし、その環境を「物理・化学的環境、生物学的環境、心理・社会的環境、経済的環境」の四つに分けてとらえている。[2]

さらに松木氏は、環境を「人を取り囲み影響を与えている入力刺激で、統御規制を活性化させる動機となる。物理的・化学的・生物的環境、および人的・社会的環境を含むが、別の観点に立てば外的環境と自己内部の内的環境の両方を含む[3]」と定義し、外的環境と内的環境に二分することもできるし、「物理的・化学的・生物的・人的・社会的環境」の五つの側面からとらえることもできるとしている。

環境の概念をいずれの側面からとらえるのがよいのかについては、やはり看護の主要概念である「人間」「健康」「看護」などの概念との前提の中でとらえるのが望ましいように思われる。いずれにしても、看護を実践していくうえで、環境の概念をどのようにとらえ、どう定義しておくかは大切なことであろう。なぜならば、人間の生活の現実的な営みは外的世界である環境を場にして営まれており、環境からのさまざまな刺激に対する反応の繰り返しこそが生活過程そのものであるからである。つまり、人がよりよい健康生活を維持していくためには、環境との相互関係を無視しては考えられない。

また、わが国では一九九三年に「環境基本法」が制定されている。この法律は、日本の環境行政の基盤をなす基本法である。政府はこの環境基本法に基づき、一九九四年に環境基本計画を決定し、この計画において「循環」「共生」「参加」「国際的取り組み」といった四つの長期的目標を掲げた。看護の対象である個々人の健康問題を判断したり、健康生活を指導したり、健康な環境づくりを考えていくうえでも、広い視野から環境問題や環境に対する世界の動向にも関心を払う必要があるだろう。

(2) 環境と健康、環境と看護

❖環境と健康

人間は環境の中にあって、「誕生・成長・衰退・消滅」という過程をたどり、誕生から死にいたるまで発達し、変化・変転し続けている存在である。一般的に、人間は身体的・精神的・社会的、さらにはスピリチュアルな面が統合された存在としてとらえられるが、そのような側面をもちつつ、人間は生命を維持し、生活を営む。そして、環境とのたゆみない相互の営みの中で、さまざまな刺激に反応し、適応している。

このような生命の営みの過程において、個人を取り巻く環境が、人々の健康の保持・増進、疾病の予防、発病、健康の回復などに与える影響は大きい。たとえば、職場での人間関係が原因と考えられるストレス性潰瘍、登山者が山で罹る高山病、食品に含まれるさまざまな保存料の人体への影響、化粧品使用後の皮膚障害、ＭＲＳＡによる院内感染症等々、これらはすべて環境が直接的、間接的原因となって生じる健康上の問題である。ときには、疾病の予防的措置として転地を試みる人もあるかもしれない。いずれにしても、あらゆる健康や健康問題は、直接的、間接的な環境との相互作用の中で生じていると考えられる。

しかし、いろいろな看護理論書を手にしてみると、環境について明確に定義されているものは意外と少ない。そのような理論家の中で、ルビー・Ｌ・ウェズレイはカリスター・ロイが「環境は人間および集団の発達と行動を取り巻き、これに作用するあらゆる条件、状況、影響のことであり、内的環境と外的環境から成り、刺激の形でインプットを与え、常に変化し、人間と絶えず相互作用している」と紹介している[4)]。

また、マーサ・ロジャースは「厳密にいえば閉鎖系の存在しない宇宙では、人間の外部にあるすべてのものをパターン化した全体を人間の環境と考えざるを得ない」とし、「個人にとって環境とは、その個人の外部にあるすべてのものをパターン化した全体であり、人間を人間たらしめている基礎には、人間と環境との間で絶えず行われている物質エネルギーの交換がある」と述べている。そのうえで看護学が依拠する仮説として、「人間と環境は絶えずお互いに物質やエネルギーを交換している[5)]」としている。

ところで、ナイチンゲールの看護理論は環境に焦点を当てていると考えられる場合が多いようである。彼女は「看護とは、新鮮な空気、陽光、暖かさ、清潔さ、静かさを適切に保ち、食事を適切に選択し管理すること—こういったことのすべてを、患者の生命力の消耗を最小にするように整えることを意味すべきである」[6]と述べている。特に、環境という言葉そのものが使われているわけではないが、ナイチンゲールは環境を整えることによって患者の基本的なニーズを満たし、それによって患者の生命力維持を助けることを目標としていることが分かる。

看護理論書の中で、「環境」について明確に定義されているものは少ないように思われるが、「環境と健康」の関係については、いずれの看護論者たちも取り上げている。つまり、共通している点は、環境を健康成立の条件としてとらえており、人間の健康が人間を取り巻くさまざまな環境との相互作用において成立しているということである。

❖環境と看護

環境と健康が切っても切り離せない関係にあるとするならば、人間の健康に関わる看護と環境の概念をも切り離して考えることはできないであろう。つまり、看護者には、健康とその環境条件をアセスメントできる視点が求められている。

人間の命の営み、すなわち生活過程は環境との相互作用の過程である。人はこのような相互作用の過程において、さまざまな刺激に反応し、環境への適応と不適応を繰り返している。ルネ・デュボスは、「健康というものは外部環境の刺激や変化に対して、生物が自己の独自性を保持しながら、適応的に応答することであり、病気とは不適切な応答である」[7]としている。そうであるとするならば、看護者は、健康問題を抱えている人が環境に適応的に応答できるように指導したり、環境を整えたり、具体的な配慮をしていかなければならない。

そのためには、環境条件が個人や集団の健康状態、健康生活に好ましいものであるのかどうか、すでに健康問題が生じている場合にはその原因や条件を判断する能力が求められる。

ところが先にも述べたように、「環境」には多様な概念が含まれている。たとえその人の健康問題と環境との関係が判断できたり、予測できたとしても、看護者が、容易にそれらの原因や条件を修正したり整えられないような場合もあるかもしれない。

たとえば、失業や経済的な貧困など、社会的環境に健康問題の原因があると考えられる場合や住居環境、物理的環境、家庭内環境などに何らかの原因があると考えられる場合などである。このようなことが原因となって、健康上の問題をきたしている対象に対しては、保健医療チームメンバーと連携して対応していくことが求められるだろうし、さらには社会資源を把握し、社会資源としての相互理解の中で医療、福祉活動が円滑に行われるようにしていかなければならない。

(3) 仏教の教えにみる環境観

仏教看護における環境の概念を明らかにするために、まず、経典の中から、いわゆる「環境」について考えるうえで参考になるのではないかと思われる箇所を引用しながら、人間と環境、環境と健康、環境と看護などについて考えてみたい。

❖仏教の教えにみる環境の概念

仏教経典では、いわゆる「環境」に相当する用語としてどのような言葉があるのだろうか。たとえば、仏教伝道協会が出している『仏教聖典』には、「環境」という言葉そのものも使われているが、その他、環境の概念に含まれ、関係があるのではないかと思われる言葉に次のようなものがある。

それらは、「宇宙」「天地」「天」「地」「自然」「世界」「地上」「地の底」「外界」「陸地」「草木国土」「山河大地」「国」「国々」「東西南北、上下の六方」「大地」「国土」「領土」「国家」「他国」「その国」「わたしの国」「外国」「両国」「社会」「世間」「世俗」「巷」「娑婆《しゃば》」「世」「世の中」「住みか」「住居」「住むところ」「部屋」「境遇」「場」「家」「家庭」「宅」「家族」「一家」「生活」「団体」「周囲」「場所」「所」「都市」「町」「村」「山・川・海」「高原」「野」「森」「広野」「田地」「この世」「あの世」「彼岸」「野原」「浄土」「後の世」「実の世」「仮の世」「人間世界」「外」「内」「身の内」「身の外」「極楽世界」「地獄」「仏の国」「教団」「仏の室」「仏や神の宿る家」「人間の世界」「十万の世界」「故郷」「戦場」「墓場」「牢獄」「教育」「仕事」「家政」「政治」「国防」「国事」「生物」「外敵」「閑《しず》かなところ」などの言葉である。

仏教における「世界」という概念をとりあげてみると、「世界」とは衆生の住むところであり、世界の広いことを海にたとえて世界海ともいう。世界の「世」とは過去・現在・未来の三世の時間をさし、「界」は東・西・南・北・東南・西南・東北・西北・上・下の十方の空間をさすとある。[8)]「世間」は世の中の意味で、サンスクリット原語は、場所の意味で「世」「世界」とも漢訳され、事象がその中で生起し壊滅する空間的広がりをさすものである。一般には「三界」の語とともに、迷いの存在としての衆生が生死する場を意味し、否定すべきもの、移ろいゆくもの、空虚なるもの、の三点によって特徴づけられるとある。[9)]

つまり、「世」には移り変わっていくもの、「間」には場所や領域を示す概念があり、「環境」そのものがとどまることなく変化し、移り変わっているものである、ととらえることができるようである。

また、「世俗」の原義は世間一般の風俗・風習・慣行を意味するが、仏教的には出家した僧が戒律を遵守する修業生活を営む超世俗と、家にあって人間的な欲望を満たす普通一般の生活を行う世俗とに分けてとらえている。「娑婆《しゃば》」とはサンスクリット語 Sahā の音訳であり、われわれが住んでいるこの現実世界のことである。Sahā は「忍耐」を意味している。[10] 環境そのものは時刻の経過の中で、常に変化しているが、人はそれぞれにある場所・領域つまり環境に身をおいて生活している存在であると考えることができる。

経典の中には「世の中」という言葉がよく使われているが、『ブッダの真理のことば』第13章の見出しにも使われている。「世の中」という場合には「この世の中」という意味で用いられているように思われる。たとえば「善い行ないのことわりを実行せよ。悪い行ないのことわりを実行するな。ことわりに従って行なう人は、この世でも、あの世でも、安楽に臥す」[11] とある。「この世」「あの世」という言葉以外にも、「後の世」「実の世」「仮の世」などの言葉もあり、人間を取り巻く世界を考える場合も、常に次元の異なる「あの世」までも視野に入れている点は興味深い。また経典には、「この世」という環境に関連する次のような記述がある。

「あるとき、その使用人がこう考えた。うちの主人は、まことに評判のよい人であるが、腹からそういう人なのか、または、よい環境がそうさせているのか、一つ試してみよう」
「環境がすべて心にかなうと、親切で謙遜《けんそん》で、静かであることができる。しかし、環境が心に逆らってきても、なお、そのようにしていられるかどうかが問題なのである」
「自分にとって面白くないことばが耳に入ってくるとき、相手が明らかに自分に敵意を見せて迫ってくるとき、衣食住が容易に得られないとき、このようなときにも、なお静かな心と善い行いとを持ち続けることができるであろうか。だから、環境がすべて心にかなうときだけ、静かな心を持ちよい行いをしても、それはまことによい人とはいえない」[12]

「この世の中に、さとりへの道を始めるに当たって成し難いことが二十ある。（中略）16．外界の環境に動かされないことは難く、（後略）[13]」

「世の中は泡沫《うたかた》のごとしと見よ。世の中はかげろうのごとしと見よ。世の中をこのように観ずる人は、死王もかれを見ることがない」

「さあ、この世の中を見よ。王者の車のように美麗である。愚者はそこに耽溺するが、心ある人はそれに執着しない」

「物惜しみする人々は天の神々の世界におもむかない。愚かな人々は分ちあうことをたたえない。しかし心ある人は分ちあうことを喜んで、そのゆえに来世には幸《しあわ》せとなる[14]」


また、『仏教聖典』には「世界」「地上」「境遇」「国」「世の中」「社会」「家庭」「団体」などに関して次のような記述も見られる。これらは環境を考えるうえで大切な概念であると思われるので引用しておきたい。


「社会とは、そこにまことの智慧が輝いて、互いに知りあい信じあって、和合する団体のことである。まことに、和合が社会や団体の生命であり、また真の意味である[15]」

「世の中には三とおりの団体がある。一つは権力や財力のそなわった指導者がいるために集まった団体、二つは、ただ都合のために集まって、自分たちに都合よく争わなくてもよい間だけ続いている団体、三つは、教えを中心として和合を生命とする団体である。もとよりこの三種の団体のうち、まことの団体は第三の団体であって、この団体は一つの心を心として生活し、その中からいろいろの功徳を生んでくるから、そこには平和があり、喜びがあり、満足があり、幸福がある」

「いろいろの境遇の人びとも、同じ教えの雨に潤されて、次第に小さな団体から社会へと流れあい、ついには同じ味のさとりの海へと流れこむのである。すべての心が水と乳とのように和合して、そこに美しい団体が生まれる[16]」

「正しい教えは、実にこの地上に、美しいまことの団体を作り出す根本の力であって、それは先に言ったように、互いに見いだす光であるとともに、人びとの心の凹凸《おうとつ》を平らにして、和合させる力でもある[17]」

「災いが内からわくことを知らず、東や西の方角から来るように思うのは愚かである。内を修めないで外を守ろうとするのは誤りである[18]」

「家庭は心と心がもっとも近く触れあって住むところであるから、むつみあえば花園のように美しいが、もし心と心の調和を失うと、激しい波風を起こして、破滅をもたらすものである[19]」

「ひとりの心の上にうち建てられた仏の国は、同信の人を呼んでその数を加えてゆく。家庭に村に町に都市に国に、最後には世界に、次第に広がってゆく[20]」

これらの引用文からも分かるように、仏教の教えは誠に含蓄があり、現代の世相にも十分に対応し得るものである。たとえば「家庭は心と心がもっとも近く触れあって住むところであるから、むつみあえば花園のように美しいが、もし心と心の調和を失うと、激しい波風を起こして、破滅をもたらすものである」とある。この言葉が真実であるとするならば、たとえば、現代の子どもの犯罪・非行・いじめ・家庭内暴力・登校拒否・援助交際、さらには離婚・不倫・自殺・幼児虐待などのさまざまな社会現象は、人々の「家庭」という環境に対する概念や価値観のゆがみ、ひずみがそれらの現状を惹起したのではないかと考えられる。

あるいは「災いが内からわくことを知らず、東や西の方角から来るように思うのは愚かである。内を修めないで外を守ろうとするのは誤りである」とある。たとえば、子どもにまつわるさまざまな問題状況が生じた場合にも、その原因を他の環境のせいにするのではなく、「家庭」「学校」「社会」がそれぞれの立場から、その原因を明らかにしていくことが大切であることを学ばされる。

さらに「ひとりの心の上にうち建てられた仏の国は、同信の人を呼んでその数を加えてゆく。家庭に村に町に都市に国に、最後には世界に、次第に広がってゆく」という言葉からは、人間一人ひとりの心のありようの大切さ、各人が望ましい環境観を持つことの大切さ、また人が人に与える影響の大きさについて教えられる。環境ということを考える場合も、人は常に望ましい環境を描きながら、望ましくない環境を招かないようにするためにはどうすればいいのかという予防的措置・行動がとれるような智慧が必要ではないかと思われる。仏教の教えはその智慧の宝庫である。

❖環境とは人間に影響を与え得るあらゆる事象をさす概念である

現代看護の主要概念の一つである「環境」は多様な概念を有するが、「仏教看護」における「環境」の概念もそれ以上の広がりを持つものである。経典にみられる環境の概念に含まれる言葉の多さからも分かるように、人間に影響を与えているあらゆる事象を大きな意味での「環境」であるととらえたい。あらゆる事象とは、われわれ人間を取り囲み、刺激となり得るすべてのことをさすが、具体的には、人間の内的環境やあらゆる外的環境からなり、それは時間的、空間的広がりを持つものであると同時に価値的概念をも含むものである。

環境を構成する因子にはさまざまなものが考えられるが、環境と健康、看護と環境について考えていくうえで、仏教看護の視点から環境因子をどのように分けてとらえるのがいいのであろうか。仏典に見られる環境に関連するさまざまな用語を分類して考えるならば、環境因子を大きく、「自然環境」「文化環境」「社会環境」「人間環境」の四つにまとめるのがいいのではないかと考える。

❖環境そのものがとどまることなく変化し、移り変わっている

仏教では「世界」とは衆生の住むところをいうが、世界の「世」とは過去・現在・未来の三世の時間をさしている。また、「世間」は世の中の意味であり、サンスクリット原語は、場所の意味で、事象がその中で生起し壊滅する空間的広がりをさすものである。つまり、「世」には移り変わっていくもの、「間」には場所や領域を示す概念がある。

これらのことから、あらゆる「環境」そのものが時刻の経過の中でとどまることなく変化し、移り変わっているものであり、その変化は時間的、空間的広がりを有するものであると考えられる。そして、人間も変化変転し続けながら、そのような「環境」に身をおいて生き、生活している存在であると考えられる。

❖人間と環境は常に相互に関係・影響し合っている

本来、人間は相互に依存・関係し合う性質を有しており、支え合って初めて存在することができる。それは人間同士の支え合いのみならず、自然環境や社会環境とも相互に影響し合って存在していると考えられる。つまり、人間と人間を取り巻く世界はお互いに影響し合いながら、両者ともに絶えず変化しつつ、相互作用を繰り返している。

ところで、人間と環境はダイナミックに影響し合いながらも、人間の「都合」に合わせて意識的、意図的に環境を支配し、変えてきた面があることも否めない。たとえば、科学技術の発達はさまざまな面

において現代生活を豊かにし、暮らしやすくしてきたかもしれない。しかし、ものの豊かさの代償として、そこから環境汚染や破壊が生まれ、それは私たちの生活や健康を逆に脅かすものとなってきている。

人間が環境と相互に関係・影響し合って生活している以上は、人間の健康問題と環境とを切り離しては考えられない。今日の環境問題は一個人、一国を越えて、世界規模、地球規模の重大な課題を人類につきつけてきている。経典の中に次のような言葉がある。

「ひとが、田畑・宅地・黄金・牛馬・奴婢《ぬひ》・傭人《やといにん》・婦女・親族・その他いろいろの欲望を貪《むさぼ》り求めると、無力のように見えるもの（諸々の煩悩）がかれにうち勝ち、危い災難がかれをふみにじる。それ故に苦しみがかれにつき従う。あたかも壊《やぶ》れた舟に水が侵入するように。それ故に、人は常によく気をつけていて、諸々の欲望を回避せよ。船のたまり水を汲み出すように、それらの欲望を捨て去って、激しい流れを渡り、彼岸《ひがん》に到達せよ[21]」

この教えからは、より望ましい環境を考える場合にも、環境との相互作用を考慮し、自然法則に背かない価値判断の中で環境を見つめ考えることの大切さを学ぶことができる。つまり、環境に身を置く人間の側の都合や物質的豊かさ、快適さのみを基準にして生きることや生活を考えようとするならば、かならずや環境との不均衡が生じ、それは人間の健康生活にも負の影響をもたらす場合があるということになろう。

また、先にも引用したが「物惜しみする人々は天の神々の世界におもむかない。愚かな人々は分ちあうことをたたえない。しかし心ある人は分ちあうことを喜んで、そのゆえに来世には幸《しあわ》せとなる[22]」という言葉があった。この言葉は、私たちに国や時代を越えた地球規模的環境の大切さを教えてくれるように思う。より望ましい環境や健康を獲得するためには、人・地域・集団・国々がお互いに助け合い、精神的・物質的にさまざまなものを分かち合うことが必要となってくるであろう。

また、来世という言葉は、一般的には死後の世界・あの世という概念があるが、いわゆる「未来の世」という意味合いでも受け止めたい。つまり、近視眼的見方ではなく、子どもの未来、人類の未来など、将来の世代をも視野に入れた「環境」のあり方を考えることの大切さを学びとりたい。

❖人間はあらゆる環境に適応できる可能性を秘めている

人間に影響を与えているあらゆる事象を大きな意味での「環境」としてとらえたい。あらゆる事象とは、われわれ人間を取り囲み、刺激となり得るすべてのことをさすが、具体的には、人間の内的環境やあらゆる外的環境からなり、それは時間的、空間的広がりをもつものであると同時に価値的概念をも含むものである。

価値的概念とは、生き、生活している人の環境に対するとらえ方、考え方、態度、心のありようをいう。つまり、仏教の教えにみられる「環境」に対する考え方を、生活しているわれわれ人間の環境観に取り入れていくということである。

先にも取り上げたように、仏典には「環境がすべて心にかなうと、親切で謙遜《けんそん》で、静かであることができる。しかし、環境が心に逆らってきても、なお、そのようにしていられるかどうかが問題なのである[23)]」とあった。さらに「自分にとって面白くないことばが耳に入ってくるとき、相手が明らかに自分に敵意を見せて迫ってくるとき、衣食住が容易に得られないとき、このようなときにも、なお静かな心と善い行いとを持ち続けることができるであろうか。だから、環境がすべて心にかなうときだけ、静かな心を持ちよい行いをしても、それはまことによい人とはいえない」[24]ともある。

つまり、人は本来、心にかなわない環境にも適応できるものであり、その状態の中に価値的意味を見い出すことができる存在であるととらえたい。それは、心にかなう環境に適応することよりも、さらに価値あることと考えられる。

以上、仏教看護における環境の概念について、四つの前提となる事柄を中心に述べてきた。仏教の言葉に「草木《そうもく》国土《こくど》悉皆《しっかい》成仏《じょうぶつ》」というのがある。「草木国土悉《ことごと》く皆成仏す」と読み下されるもので、草・木・国土など心を持たないものすべてが、人間など心を持ったものと同じように仏性があって成仏することをいう。[25] われわれ日本人にとっては、この自然との一体感は比較的受け入れやすい概念ではないだろうか。

このような環境観は、地球や自然、人間に対してやさしい「環境観」を育んでくれるように思われる。そして、そのような環境観は、さらに人間の「健康」に対しても、より望ましい影響を与えるものであろう。いずれにしても、環境に対する人間のとらえ方、考え方こそが環境をよいものにも、悪いものにもしていくように思われる。

引用文献

1）大浦　猛編集『教育学』（医学書院、一九九五年、八）
2）波多野梗子著『看護学概論』（医学書院、一九九七年、一四五〜一四七）
3）松木光子編集『看護学概論』（廣川書店、一九九八年、六二）
4）ルビー・L・ウェズレイ著・小田正枝訳『看護理論とモデル』（HBJ出版局、一九九六年、九七）
5）マーサー・ロジャース著・樋口康子・中西睦子訳『ロジャース看護論』（医学書院、一九八〇年、六八、六九）
6）フローレンス・ナイチンゲール著・湯槇ます他訳『看護覚え書』（現代社、一九九八年、二〜五）

7）ルネ・デュボス著『人間と適応』（みすず書房、一九七〇年、二一〇）
8）中村元他編『岩波仏教辞典』（岩波書店、一九九二年、四八五）
9）同右、四八七
10）同右、三八五
11）中村元訳『ブッダの真理のことば』（岩波文庫、一九九一年、三四）
12）『和英対照仏教聖典』（仏教伝道協会、二〇〇〇年、二四五、二四七）
13）同右、二六三
14）中村元訳『ブッダの真理のことば』（岩波文庫、一九九一年、三四、三五）
15）『和英対照仏教聖典』（仏教伝道協会、二〇〇〇年、四七九）
16）同右、四七九、四八一
17）同右、四八三
18）同右、四二一
19）同右、四三三
20）同右、四九七
21）中村元訳『ブッダのことば』（岩波文庫、一九九一年、一七四）
22）中村元訳『ブッダの真理のことば』（岩波文庫、一九九一年、三四、三五）
23）『和英対照仏教聖典』（仏教伝道協会、二〇〇〇年、二四五）
24）同右、二四五、二四七
25）中村元他編『岩波仏教辞典』（岩波書店、一九九二年、五一八）

第3章

人間の「生老病死」と仏教看護の関わり

仏教看護が人間の「生老病死」に伴う肉体的・精神的苦痛や苦悩に対して関わっていく技や行為であることは、すでに仏教看護の理念のところで取り上げてきた。ここでは、仏教看護の主要概念を基本にすえながら、人間の「生老病死」におけるそれぞれの生命のとらえ方や仏教看護としての関わり方について考える。

1 人間の「誕生」と仏教看護の関わり

まず最初に、人間の「生老病死」における「生」に焦点を当て、仏教看護のあり方について考えてみたい。仏教では、人間の「誕生」「生」「出生」などについてどのようにとらえているのかを経典に探りながら、仏教看護の関わり方について考える。

(1) ブッダにみる人間としての出生

釈尊が人間としての「誕生」や「出生」についてどのような考えをもっておられたのかを、最初期の仏教の資料に求めてみると、われわれ人間にとっては実に厳しい答が返ってくる。というのは、釈尊はカピラヴァスツという一国の子息としての身分を与えられていながら、二十九歳で妻子や両親を捨て、世俗としての人間生活をも捨てて出家したという厳然たる事実があるからである。しかも、出家の前に釈尊がわが子の誕生を知って「障り（ラーフラ）が生まれた。繋縛が生まれた」といわれたことが命名の由来となっているといわれている。[1)] 釈尊がわが子の出生を出家の邪魔としてとらえたことは、このような歴史的事実からも知ることができる。

その後、釈尊は六年間の苦行を経て、三十五歳で悟りを開かれ、それ以降四十五年間、遊行一筋の出家主義を貫かれる。最初期の原始経典に次のような記述がある。

「わたしの弟子になろうとするものは家を捨て世間を捨て財を捨てなければならない。教えのためにこれらすべてを捨てたものはわたしの相続者であり、出家とよばれる[2]」

「師は答えた。子ある者は子について憂《うれ》い、また牛のある者は牛について憂う。実に人間の憂いは執着するもとのものである。執着するもとのもののない人は、憂うることがない[3]」

「子や妻に対する愛着《あいじゃく》は、たしかに枝の広く茂った竹が互いに相絡《あいから》むようなものである。筍《たけのこ》が他のものにまつわりつくことのないように、犀の角のようにただ独り歩め[4]」

「『わたしには子がある。わたしには財がある』と思って愚かな者は悩む。しかしすでに自己が自分のものではない。ましてどうして子が自分のものであろうか。どうして財が自分のものであろうか[5]」

「子どもや家畜のことに気を奪われて心がそれに執着している人を、死はさらっていく――。眠っている村を大洪水が押し流すように[6]」

これらの言葉からも分かるように、人間の出生も、当然執着の元になるものであり、出家の妨げになるものとして位置づけられている。また、われわれ現代人が「生きる」うえで大切にしたいものあるいは社会や家庭生活すら否定されているようにも感じられる。果たして、このことは真実なのだろうか。

釈尊が最晩年の最後の旅路において、亡くなる直前にスバッダに対して説いた説法や他の経典には次のような言葉が記されている。

「スバッダよ。わたしは二十九歳で、何かしら善を求めて出家した。スバッダよ。わたしは出家してから五十年余となった。正理と法の領域のみを歩んで来た。これ以外には〈道《みち》の人〉なるものも存在しない[7]」

「昔にはまだ聞いたことのない法輪を転じたもうた人、生きとし生けるものを慈しみたもう人、迷いの生存の彼岸に達したもうた人、神々と人間とのうちで最上である人、――そのようなかたにつねに敬礼すべし[8]」

「あらゆる宇宙時期と輪廻《りんね》と(生ある者の)生と死とを二つながら思惟弁別《しいべんべつ》して、塵《ちり》を離れ、汚れなく、清らかで、生を滅ぼしつくすに至った人、――かれを(目ざめた人)(ブッダ)という[9]」

スバッダへの説法に見られる釈尊の厳しい出家生活は、正理と法の領域、すなわち真理を求めるための唯一の「宗教者」としての生き方であった。釈尊は、「唯だ一つにおもむく道を語る人」「目ざめた人」であるがゆえに、自らの生き方に厳しい道を貫かれたのであろう。

したがって、すべての人間にそのような宗教者としての厳しい生き方が求められているわけではない。そのことは仏典の教えからも知ることができる。つまり、釈尊は在家者には決して出家を強要することはなかったし、ある動機で出家を希望するものには喜んでそれを認め、また、無意味な生活をしている在家者には厳しくそれを諌め、出家に導かれたことなどが記されているからである。したがって、神々と人間のうちで最上である人、ブッダの生き方に、あらゆる人々の「生」「出生」「誕生」の概念を重ねて考えることは、少し無理があるように思われる。

（2）かけがえのない「生」の始まりとしての誕生

釈尊自身は厳しい「出家生活」と「宗教者」としての生き方を貫かれたが、その釈尊が、唯一の宗教者としての生き方の中から見い出だされたのは、まさに次のような言葉にみられる人間の身を受けたことへの実感であった。これは仏教の根幹をなす重要な教えであるとされている。

「人間の身を受けることは難しい。死すべき人々に寿命があるのも難しい。正しい教えを聞くのも難しい。もろもろのみ仏の出現したもうことも難しい。すべて悪しきことをなさず、善いことを行ない、自己の心を浄めること、――これが諸の仏の教えである[10]」

この言葉からも、釈尊は得難い人身を得たという深い人間愛に根ざした人間観をもたれていたことが分かる。それは、人間だけでなく、あらゆる生類にも及ぶ徹底した慈悲の精神であった。このことは次のような原始経典の記述からもうかがい知ることができる。

「他の識者の非難を受けるような下劣な行いを、決してしてはならない。一切の生きとし生けるものは幸福であれ、安穏《あんのん》であれ、安楽であれ」

「いかなる生物生類《いきものしょうるい》であっても、怯《おび》えているものでも強剛《きょうごう》なものでも、悉《ことごと》く、長いものでも、大きなものでも、中くらいのものでも、短いものでも、微細なものでも、粗大《そだい》なものでも、目に見えるものでも、見えないものでも、遠くに住むものでも、近くに住むものでも、すでに生まれたものでも、これから生まれようと欲するものでも、一切の生きとし生けるものは、幸せであれ」

（中略）

「あたかも、母が己《おの》が独《ひと》り子《ご》を命を賭《か》けても護《まも》るように、そのように一切の生きとし生けるものどもに対しても、無量の（慈《いつく》しみの）こころを起すべし。また全世界に対して無量の慈しみの意《こころ》を起すべし。上に、下に、また横に、障害なく怨みなく敵意なき（慈しみを行うべし[11]）」

このように、釈尊は他に対しては徹底した慈悲の精神を貫いていかれた。人間の誕生そのものを祝福されたものとして受け止めてもいいのではないだろうか。そして、そこに見い出されたものは、子どもとか大人とか動物とかの区別ではなく、生き物として「生」を受けたものたちすべてへの限りない慈しみの心であった。

インド古来の輪廻の思想によると、人間を含めたあらゆる生類は、無始以来、種々の生存を繰り返してきたとされている。釈尊自身もこのような自覚を持ち、悟りを開いた人生こそ最後の生であるとの実感を持たれたのであろう。「わたしは誰よりもかけがえのない生を得て、ここに生まれてきた」という言葉は、同時に、私たち一人ひとりにとっても、また、これから生まれてくるであろう子どもたち一人ひとりにもいえることである。

（3）受胎の瞬間から始まっている人間の「生」

仏教では、人間として生まれること、すなわち「出生」ということの意味を何よりも重視していたことが分かる。また仏典では、人の出生が父母の和合などのさまざまな因縁によることが述べられているが、人間としての「生」は出生からではなく、受胎の瞬間から始まることも説き示されている。たとえばアビダルマ仏教においては、人間の一生を胎内の五位と胎外の五位という次のような十位に分けてとらえている。[12)]

胎内　1　カララ(kalala)　(胎児がぶよぶよの膜状の状態)＝受胎直後の七日間
　　　2　アルブダ(arbuda)　(いくつかの泡のかたまりのようになった状態)＝次の七日間
　　　3　ペーシー(peśī)　(柔らかい肉状になった状態)＝次の七日間
　　　4　グハナ(ghana)　(堅い肉状になった状態)＝次の七日間
　　　5　プラシャーカー(praśākha)　(次第に器官が形成されていく状態)＝出生までの三十四・七日
胎外　6　嬰《えい》孩《がい》(bālā)　(出産後六歳まで)
　　　7　童　子(kumāra)　(七歳より十五歳まで)
　　　8　少　年(yuva)　(十六歳より三十歳まで)
　　　9　盛　年(madhya)　(三十一歳より四十歳まで)
　　　10　老　年(vṛddha)　(四十一歳以降)

このような仏教における人間理解に立つ限り、人間としての一生の始まりが受胎直後からとらえられていることは興味深い。また、人の一生を見る場合に、それを大きく胎内と胎外に分けてとらえており、いかに胎内での胎児の生命のあり様が重視されていたかが分かる。当時と現代では平均寿命も異なり、時代的・歴史的にも隔たりがあり、さまざまな面での相違があると考えられるが、現代における小児科の対象が上記の分類においてはほぼ嬰孩と童子に該当する点は興味深い。また、仏教では「生苦」

という言葉がよく出てくるが、生まれるということはたいへんな「苦しみ」であると考えられる。また、『南傳大藏經』には次のような記述がみられる。

（二）彼に彼（胎兒）は、母が急に躓き、歩き、坐り、起上り、廻轉する等の場合には、酒に醉ひたる者の手中に在る仔山羊の如く、また蛇使ひの手中にある子蛇の如く、引張られ、引廻され、押付けられ、押遺らるゝ等の目に遭ひて、甚だしき苦を嘗む。また母が冷水を飲む時には〔八〕寒地獄に生起せるが如く、熱き粥や食物等を嚥下する時には火の雨が降り來るが如く、鹹・酸等を嚥下する時には身を傷づけて灰汁を擦込む懲罰を受くるが如き、甚だしき苦を嘗む。これ〔正常妊娠にて〕胎を注意せるに由る苦なり。

（四）母が〔胎児を〕出産しつゝをある時には、〔産門に向ふ爲に〕業生の風によりて廻轉せしめられて地獄に堕つるが如く、太だ怖ろしき産道に向ひつゝある〔胎兒〕は、例へば鍵穴より引出されつゝある大龍の如く、押寄せ來る兩山の間にて粉碎せられつゝある地獄有情の如く、極めて窄き産門によりて苦を受く。これ出産に由る苦なり。

（五）次に巳に生れたる者の軟き身體は生傷の如く、手に取られ、浴せしめられ、洗はれ、〔拭〕布にて拭かるゝ時には、針の先や剃刀の刃にて刺され裂かるゝが如き苦を受く。これ母胎より外に出たるに由る苦なり。[13]

この所説も、まさに母親の胎内の子どもの人格をはっきりと認めた記述であるといえるだろう。仏教における四苦の最初にある「生苦」とは、一つには胎内から出生間際にいたるまでの生存を、「苦」なるものとして感受することにあったということが分かる。胎内の赤ん坊がそうした苦しみの中に生まれてくる時に、その母親も大いに苦しむことはいうまでもない。そして、生まれた子どもが、自分では何もできず、他者にすべてを託さなければ生存できない状態で人生のスタートを切るということ自体も、「苦」なる存在であることを意味しているように思われる。

（4）生苦としての人間の誕生

生苦については『大般涅槃経』聖行品第七の二のなかで、次のように説かれている（書下し文は『國譯大般涅槃經』から引用した）。

「復次《またつぎ》に善男子《ぜんなんし》、八相《はっさう》を苦《く》と名《なづ》く。所謂《いはゆる》生苦《しやうく》、老苦《らうく》、病苦《びやうく》、死苦《しく》、愛別離苦《あいべつりく》、怨憎會苦《をんぞうゑく》、求不得苦《ぐふとくく》、五盛陰苦《ごじやうおんく》なり。能《よ》く是《かく》の如《ごと》きの八苦法《はちくほふ》を生《しやう》ずる者《もの》、是《これ》を名《なづ》けて集《じふ》と爲《な》す。是《かく》の如《ごと》きの八苦有《はちくあ》ること無《な》きの處《ところ》、是《これ》を名《なづ》けて滅《めつ》と爲《な》す。（中略）」

「迦葉《かせふ》、生《しやう》の根本《こんぽん》は、凡《すべ》て是《かく》の如《ごと》きの七種《しちしゆ》の苦《く》有《あ》り」

この記述からも分かるように、「生苦」が四苦八苦の根本となってる。人間がこの世に生を受けるということは、すでにその生の中に「老病死」などの苦を包含しており、誕生と同時に死に向かって歩み始める存在であるといえよう。

また、生苦については「善男子《ぜんなんし》、生《しやう》とは出相《しゆっさう》、所謂五種《いわゆるごしゆ》なり。一《ひと》つには初出《しよしゆつ》、二《ふた》つには至終《しじゆ》、三《み》つには増長《ぞうぢやう》、四《よ》つには出胎《しゆったい》、五《いつ》つには種類生《しゆるゐしやう》なり」と記されている。つまり「生」には、初めて出ること、終りまでいたること、生長すること、母親の胎内から出ること、種類ができてくることの五つの相があるとされている。このことからも生苦としての「苦」は、人間の誕生から死にいたるすべての過程に伴うものであることが分かる。また、新しい命の芽生えと誕生にいたる過程においてさえも、常に「苦苦」「壊苦」「行苦」などの苦をはらんでいることが分かる。これらのことからも、人間の「生」は、根底的「苦」を基にすえて始まるものであると考えることができるだろう。つまり、人間の生が母胎内に宿った瞬間からすでに苦をはらみ、死への存在であることを認識しておくことは大切なことではないだろうか。

(5) 人間の誕生と仏教看護の関わり

すでに述べてきたような人間の「生」や「誕生」に対する考え方を基にすえ、人間の誕生における仏教看護の基本姿勢について考えてみたい。

❖縁起の理法からみた仏教看護の基本姿勢

「縁起の理法」は仏教の中心思想の一つである。一切のものは種々の因(原因・直接原因)や縁(条件・間接原因)によって生じるという考え方である。人の誕生も因と縁によって生じることが分かる。因とは原因の因であり、あらゆることの起こりの元となるものをいうが、人間の誕生を考える場合、その起こりの元となるものは精子と卵子の結合ということになる。父母双方の因縁がそなわって、初めて一人の人間が誕生する。

また、受精した卵が母親の子宮内膜に着床する際にも、それを助ける条件、つまり縁によって着床という結果が生じることになる。着床した受精卵はさらにさまざまな縁(条件)によって、たとえば母親の胎内の状態、精神状態、栄養状態、活動や休息の状況などの条件の元で、細胞分裂を繰り返しながら次第に人の形をした胎児へと育っていく。つまり、妊娠・出産ということも、ある原因から発生し、その発生を助け、促し、活動させ、成長させるための条件が整わなければ生成はありえないということになる。

看護者が人の誕生に関わるということは、母親の胎内に生命が宿った時からその関わりが始まっており、母子ともによい条件下で新しい生命が育まれるためには、看護者は専門的知識・技術を駆使して、より望ましい縁をそれぞれの時期・場面において整えていかなければならない。

具体的な看護や指導の内容としては、妊娠・分娩・産褥期を通しての保健指導、分娩・産褥期の直接的・具体的な援助、新生児の世話、日常生活指導などをあげることができる。それらの指導・援助行為を通して、より望ましい条件としての縁が母胎に働いてこそ、健康な母親から健やかな赤ん坊が誕生するという結果が生じることになる。したがって、仏教看護を実践するためには、いわゆる「母性看護学」や「周産期医学」などにおける専門的な知識・技術なくしては、展開できないことはいうまでもない。

❖「縁《よ》りて生じている生命の誕生」をともに自覚できる看護を

生命の誕生においては、母子を対象とした看護に目が向きがちになるように思われるが、その背後にある父親の存在も忘れてはならない。新しい生命の誕生には、その因として、父親の存在はなくてはならないものである。つまり、父親がいなければ、この世に生命を誕生させる因を欠くことになる。また、妊娠・出産・産褥期を通して、その母子を側面から直接的、間接的に支えていくのが父親の役割でもあろう。

生命の誕生において何よりも大切なことは、その両親が縁りて生じた「妊娠」という事実を、心から喜び、望んでいるかどうかということではないかと思われる。もしも、望んでいなかったのに妊娠してしまい、仕方なく妊娠を継続しているというような状態の夫婦があれば、看護者としての関わりはとても重要なものになるだろう。なぜならば、仏教では「得難い人身を得た」という深い人間愛に根ざした人間観が基本にあるからである。

人の誕生に際しては、その両親も生まれてくる子も、そして、人の誕生を助ける医療者・看護者も、「わたしは誰よりもかけがえのない生を得て、ここに生まれてきた、きている」という「いのち」の実感があることが何よりも大切なことではないかと思われる。少なくとも仏教看護を実践しようとする看護者であれば、自らそのような「いのち観」を基本において、妊娠・出産・産褥という過程にある母親、父親、胎児に関わりながら、そのような考え方を受け入れてもらえるような援助や支持をしていくことが求められるであろう。

人の誕生が単なる偶然ではなく、「縁りて起こった」結果であるという受け止め方ができるならば、親としての責任や役割をも自覚でき、子どもへの愛情も自ずとわいてくるのではないだろうか。生命の誕生に際しては、生む側にも、そのお産を援助する側にも「得難い人身を得ている」という自覚はとても大切なものであると考えられる。

❖生死を凝視する中から生を受け止められるような関わりを

経典『スッタニパータ』に次のような言葉が記されている。

「この世における人々の命は、定まった相《すがた》なく、どれだけ生きられるか解《わか》らない。惨《いた》ましく、短くて、苦悩をともなっている」

「生まれたものどもは、死を遁《のが》れる道がない。老《お》いに達しては、死ぬ。実に生あるものどもの定《さだ》めは、このとおりである」

「熟した果実は早く落ちる。それと同じく、生まれた人々は、死なねばならぬ。かれらにはつねに死の怖《おそ》れがある」

「たとえば、陶《とう》工のつくった土の器が終にはすべて破壊されてしまうように、人々の命もまたそのとおりである」

「若い人も壮年の人も、愚者《ぐしゃ》も賢者も、すべて死に屈服してしまう。すべての者は必ず死に至る」

「かれらは死に捉《とら》えられてあの世に去って行くが、父もその子を救わず、親族もその親族を救わない」

「このように世間の人々は死と老いとによって害《そこな》われる。それ故に賢者は、世のなりゆきを知って、悲しまない[14]」

「人はこの愛欲の世界に、ひとり生まれ、ひとり死ぬ。未来の報いは代わって受けてくれるものがなく、おのれひとりでそれに当たらなければならない[15]」


生命の誕生に際して、このような言葉を重ねて考えることは厳しく、つらい面もあるが、人間の誕生に関わる者としては、これらの真実を認識していることは大切なことであろう。新しい生命の誕生が周囲からどれほど望まれ、待ち焦がれられた命であったとしても、その生命自体は、死を免れ得ないものとしてこの世に誕生してくる。

そして、その生命は死と表裏一体であり、人間は常に生の中に死を内包しながら生きていくことになる。四苦八苦においては、生苦が根本とされていたが、看護者は生死をともに凝視し、生死の実相の理をよく自覚したうえで、人間の生命の誕生に関わることが大切であろう。

たとえば、誕生してくる新生児の中には、因縁によって生まれ落ちてすぐ死亡するケースもあるかもしれない。あるいは、すでに母胎の中で死亡して死産になる場合もあるだろう。また時には、その児がさまざまな形態的、機能的障害をもって生まれてくる場合もあるかもしれない。

喜ばしい生命の誕生の場面において、もしもこのようなケースに遭遇した場合は、その事実をどのように受け止めればいいのだろうか。あるいは、その事実を受け止められず、悲嘆にくれる親に対して、看護者はどのように接し、対応すればよいのだろうか。医療・看護の場においては、このような事態も起こり得ることを視野に入れて、人間の「生命誕生」に関わっていかなければならない。

そして、どのような状態・状況下で受けた生命であったとしても、先にも引用した、「……そのように一切の生きとし生けるものどもに対しても、無量の（慈《いつく》しみの）こころを起すべし。また全世界に対して無量の慈しみの意《こころ》を起すべし。上に下にまた横に、障害なく怨みなく敵意なき（慈しみを行うべし）」ということが、看護される側にも、またする側にも、自然に受け止められるような看護をめざさなければならない。そのようなことからも、人間の誕生と仏教精神に支えられた仏教看護の関わりと意義は大きいものと考えられる。

引用文献

1）中村元他編『仏教辞典』（岩波書店、一九九二年、八二三）

2）『和英対照仏教聖典』（仏教伝道協会、二〇〇〇年、三八五）

3）中村元訳『スッタニパータ』（岩波文庫、一九九一年、一七）
4）同右、一八
5）中村元訳『ブッダの真理のことば』（岩波文庫、一九九一年、一九）
6）同右、五〇
7）中村元訳『ブッダ最後の旅』（岩波文庫、一九九六年、一五〇、一五一）
8）中村元訳『ブッダの感興のことば』（岩波文庫、一九九一年、一九八）
9）中村元訳『スッタニパータ』（岩波文庫、一九九一年、一一〇）
10）中村元訳『ブッダの真理のことば』（岩波文庫、一九九一年、三六）
11）中村元訳『スッタニパータ』（岩波文庫、一九九一年、三七、三八）
12）引用内容については、吉元信行氏のご教示を受けた。なお、胎内の五位と胎外の五位については、高木俊一『倶舎教義』興教書院、一九三七年、一八六ページの内容を参照。
13）『南傳大藏經』第六十四巻（大藏出版株式會社、一九七四年、一二二、一二三）
14）中村元訳『スッタニパータ』（岩波文庫、一九九一年、一二九、一三〇）
15）『和英対照仏教聖典』（仏教伝道協会、二〇〇〇年、一九五）

2 人間の「老い」と仏教看護の関わり

二十一世紀は「高齢者の世紀」であるといわれている。わが国でも高齢化が急速に進行してきており、二十一世紀半ばには国民の三人に一人が六十五歳以上という高齢社会を迎えようとしている。そのような中、高齢者像が問い直され、高齢者に対する理解が求められているが、いずれにしても、高齢者と「老い」という現象を切り離して考えることはできないように思われる。ここでは、人間の「老い」と仏教看護の関わりについて取り上げる。

(1) 仏教の教えにみる人間の「老い」

人間がこの世に生を受けた以上、ほとんどの人は「老い」という現象を避けて通ることはできない。仏教では人間の「老い」をどのようにとらえ、どのような現象として見ているのであろうか。最初に、仏教の教えにみる人間の「老い」の姿の一端を取り上げてみたい。

❖人間に必ず訪れる厳然たる事実としての「老い」

仏教における老病死観を端的に示すものとして、まず、釈迦出家の直接の原因と言い伝えられる四門《しもん》出遊《しゅつゆう》の伝説をあげたい。南方仏教における代表的な仏伝文学『ニダーナカター』では、次のように物語っている。この記述から、人間と「老い」について考える機会が与えられるように思う。

それから或日のこと、菩薩は遊苑に行きたいと思つて御者を呼び寄せ、「車の用意をせよ」と命じられた。御者は「畏まりました」と答へて、高價な立派な車にあらゆる類の飾をつけ、白蓮の瓣の色をした四頭のシンズゥ産の國王用の馬をつけて、菩薩に〔車馬の用意の出來たことを〕報じた。菩薩は天人の宮殿にも似たその車に乗って、遊苑の方へ向つて行かれた。天人等は「悉達太子が上正覺を〔果される〕時節が近づいて來た、前兆をお見せしよう」といつて、一人の天子を、老い朽ちて齒は拔け、髪は白く、皺が寄り、體は僂み、手に杖を携へてわなゝき顫へる一人の老人に作り立てた。それを見たものは唯菩薩と御者ばかりであつた。そこで菩薩は御者に向つて、「友よ、これは何といふ人間であるか、このものゝ髪も毛も他のものゝと違つてゐる」と、大本經に述べてある通りに問うて、彼の答を聞き、「生れたものに老衰が隨いて來るとすれば、生れることは禍である」と思つて心に感動し、それから還つて宮殿の上に昇つて了はれた。王は「予の王子は何故早く還つて來たのか」と〔御者に〕尋ねた。御者「王さま、年老いた人を御覽になりましたので〔お還りになりました〕。年老いた人をお覽になりますと、〔王子は〕出家をなさるでございませう」といつた。王「おまへたちは何故予の命を縮めるのか、舞姫の用意をさせよ、榮華を樂しんで居たら、出家の心を起さないであらう」といつて番人を増し、四方半由旬毎にそれを置いた。[1]

この後、別の日に、同じようにして、太子は病人、死人を見て老人を見た時と同じような思いになったのであった。しかし、その後、太子は出家者を見て、すがすがしい気持ちになり、遊園に行ったと記されている。

少なくとも、常識で考えても、王の子息として生まれ、最高の教育を受けたであろう太子が、老人・病人・死人を知らなかったということはあり得ないことである。それをあえて、この伝説でそのようにしたのは、ここにある重要なことが象徴的に語られていると考えられる。

それは、人間というものは、本質的にこれら「老病死」を避けようとする存在であるということである。人間誰しも「老病死」を求め、望むものはいないであろう。しかし、それらは人間に必ず訪れる厳然たる事実であり、そのことを太子が知らなかったとして、象徴的に伝説させたのではないかと考えられる。人間にとって「病死」と同様に「老い」もまた、人体の自然であり、避けられない真実である。しかし、人間はこれらの自然をなるべく避け、真実から遠ざかろうとする存在でもあるように思われる。「四門出遊」伝説は、まさにこのことを象徴的に物語っている。

世の中には、無病息災で人生を送る人もあるかもしれないが、老化現象だけは避けて通ることができない。身体は生長と同時に老化している。人間にとって「老いる」という現象は、自然な生命の営み現象であり、すべての人間に共通する変化でもある。そのような意味でも、「生老病死」の四苦の表現では、その順序において、「病」の前に「老」がきているのではないだろうか。

❖さまざまな変化を伴う「老い」

釈尊は「老いること」について次のように語っている。


「見よ、粉飾された形体を！（それは）傷だらけの身体であって、いろいろのものが集まっただけである。病いに悩み、意欲ばかり多くて、堅固でなく、安住していない[2]」

「この容色は衰えはてた。病の巣であり、脆くも滅びる。腐敗のかたまりで、やぶれてしまう。生命は死に帰着する[3]」

「いとも麗《うる》わしき国王の車も朽ちてしまう。身体もまた老いに近づく……[4]」

「それでは、おまえは年老いて腰を曲げ、杖《つえ》にすがって、よぼよぼしている人を見なかったか[5]」
「大王よ、そういう老人ならば、いくらでも見ました」
「わたくしは年をとったし、力もなく、容貌も衰えています。眼もはっきりしませんし、耳もよく聞こえません。わたくしが迷ったまま途中で死ぬことのないようにしてください。――どうしたらこの世において生と老衰とを捨て去ることができるか、そのことわりを説いてください。それをわたくしは知りたいのです[6]」

また、有名な幕末の臨済宗の僧侶、仙崖和尚が老人を詠った次のような狂歌がある。仏教の教えと直接関係するものではないが、これらの狂歌は、実に見事に老人の特徴をとらえて表現しており、いつの時代にも共通するものを見る思いがするので引用しておきたい。

老人六歌仙
しわがよる、ほくろができる、腰まがる、頭ははげる、毛は白くなる。
手はふるう、足はよろつく、歯は抜ける、耳は聞こえず、眼はうとくなる。
身にあうは、頭巾、襟巻、杖、眼鏡、ゆたんぽ、温石、しびん、孫の手。
聞きたがる、死にともながる、淋しがる、心はまがる、欲ふかくなる。
くどくなる、気短になる、愚痴になる、出しゃばりたがる、世話やきたがる。
またしても、同じはなしに孫誉める、達者自慢に、人あなどる。[7]

「老い」は人体の自然な現象でありながら、しかしほとんどの人は、その自然な変化をできれば避けて通りたい、先に延したいと思うのではないだろうか。なぜならば、先に引用した言葉にもあるように「老い」は、青年期や壮年期とは異なるさまざまな変化・変調を伴うからである。

また、『國譯大般涅槃経』聖行品第十九の上には「何等《なんら》をか老《らう》と爲《な》す。老《らう》に二種《にしゅ》有《あ》り。一《ひと》つには念念《ねんねん》老《らう》、二《ふた》つには終身老《じうしんらう》なり。復《また》二種《にしゅ》有《あ》り。一《ひと》つには増長老《ぞうぢゃうらう》、二《ふた》つには滅壊老《めつゑらう》なり。是《これ》を名《なづ》けて老《らう》と爲《な》す」とある。すなわち老には二種類あって、一つには「時間ごとに老いていること」、二つには「終身に老いること」であり、生長という老い方と滅壊という老い方があるとしている。

この記述にもあるように、人間の生命現象は常に変化しており、身体は成長発達していると同時に衰退もしている。年とともに衰退することを老化というが、われわれ人間の発達過程自体が自己の衰退を招いている過程といえるだろう。成長発達しながら、一方では細胞は衰退消滅を繰り返している。人は、どちらかといえば「終身老」を問題にするが、「念念老」という「老い」が日々生じていることを自覚しておくことも大切なことであろう。

このような変化の過程が次第に進む中で、少しずつ皺が増え、白髪が増え、高齢になるとともに歯も抜け、容貌も変わってくる。目も見えにくくなり、耳も聞こえにくくなって、足腰の自由が利かなくなってくる。いつまでも若く元気でありたいと願っても、それはままならないことである。年をとるということも一つの苦しみ（壊苦）と考えていいであろう。

このような老化に伴う現象が、直接、意識され、取り上げられてくるのは四十歳を過ぎてからが多いと考えられるが、加齢とともに生体の諸機能が次第に衰退してくるため、いわゆる恒常性維持機能が低下し、各機能の予備力も落ちてくる。老化に伴う変化には個人差があるが、それらは遅かれ早かれ誰にでも生じる変化であり、年とともに慢性疾患に罹患することも多くなってくる。

❖釈尊最晩年の姿にみる「老い」

釈尊は八十歳の最晩年に、住み慣れた王舎城から北に向かって最後の旅に出られ、途中のクシナガラで入滅される。この最後の旅は、まさに老病死を意識しての旅だったことがうかがえる。しかし、この最後の旅路において、釈尊は「老い」について穏やかに受け入れる姿勢をとっておられる。最後の旅路を伝える『大パリニッバーナ経』によると、釈尊は老いたご自分の体について次のように語っている。

「アーナンダよ、わたしはもう老い朽ち、齢をかさね老衰し、人生の旅路を通り過ぎ、老齢に達した。わが齢は八十となった。譬えば古ぼけた車が革紐の助けによってやっと動いて行くように、恐らくわたしの身体も革紐の助けによってもっているのだ。しかし、向上につとめた人が一切の相をこころにとどめることなく一部の感受を滅ぼしたことによって、相の無い心の統一に入ってとどまるとき、そのとき、かれの身体は健全（快適）なのである[8)]」

さらに「老い」についての次のような言葉がある。

「いとも麗《うる》わしき国王の車も朽ちてしまう。身体もまた老いに近づく。しかし善い立派な人々の徳は老いることがない。善い立派な人々は互いにことわりを説き聞かせる[9)]」

「たとえば蓮の葉の上の水滴、あるいは蓮華の上の水が汚されないように、それと同じく聖者は、見たり学んだり思索したどんなことについても、汚されることがない[10)]」

釈尊は「老い」という現象について素直に受容し、肯定したうえで、精神統一による身体の安穏という老苦の克服法について教えている。つまり、人間は老化という身体の自然な変化を受け入れながらも、衰退していく機能を補いながら生活を維持し、最後まで生きる努力をしていける存在であると考えることができる。また人間は、普段から学び、智慧を増やしていけば、年老いても健全さを保つことができることを教えられる。

人間にとって老いという現象は、身体的、生理的、社会的、精神的、心理的にさまざまな変化をもたらすものであるかもしれないが、人間の心や精神的作用においては健全な状態を保ち得ることができ、心の側面の成熟は最後まで続くものであると考えられる。

❖「老い」は死に向かう自然な変化

身体に生じる「老化現象」は、死に対する親和性を高めていく。つまり、老化によって身体は少しずつ死となじみやすくなっていくものと考えられる。なぜならば、人間の身体の細胞は生の営みの中で老化とともに減少し、場合によっては質的変化も生じてくるからである。その結果、防衛反応、予備力、適応能力、免疫機構も低下し、次第に生命力が衰えてくる。そのため、年齢が高くなるにしたがって有病率、死亡率も高くなってくる。

真の老衰とは、これといった病気もなく、身体の生理的、機能的な衰退の結果、もうこれ以上は生命を維持できないという限界に達した状態をいう。このような状態で迎える人の死は不安や苦痛が少ないともいわれている。それだけ、身体が死となじみやすい状態になっているからだといえるだろう。

いつの日か迎えなければならない死、その死をなるべく苦しまず、自然に受け入れられるようになるために、人間は老化という現象を通して少しずつ死となじみながら、死に対する親和性を高めていく存在なのかもしれない。人間が死を免れ得ない存在である以上、「老い」という現象は仏神のはからいであるようにも感じられる。

釈尊の言葉に「ああ短いかな、人の生命よ。百歳に達せずして死す。たといそれよりも長く生きたとしても、また老衰のために死ぬ[11]」とある。人間は、たとえ病気をすることなく、長生きしたとしても、結局、老衰のために死ぬ存在である。もしも老衰死が、人間にとって望ましい死の姿であるとするならば、「老」は「死」に向かう自然な変化ととらえることができるだろう。

ところで今日の日本では、老齢年金の受給年齢および国勢調査時の老年人口の対象を六十五歳としていることなどから、一般に六十五歳以上を老人の目安にしているが、老人といってもその年齢の幅が大きい。漢和字典には、『礼記』に、年齢によって「老い」の漢字が使い分けられていることが記されている。つまり、「老」という字は七十歳になった年寄りのことを意味し、六十歳代は「耆《き》」を使い、八十歳代、九十歳代は「耄《ぼう》」という漢字が当てられている。

字源には、「老」は「人と毛と七の合字で七十歳以上の年寄りのことであり、年をとり、腰が曲がって髪が白くなり、まったくその形をかえる義[12]」とあるので、厳格な意味でとらえるならば、老人とは七十歳代からということになるのかもしれない。

いずれにしても、寿命は伸びてきており、いわゆる「老い」の概念は暦年齢だけではとらえられないように思われるが、「老い」という現象自体は、とても自然な命の営みであると考えられる。

（２）人間の「老い」と仏教看護の関わり

では、とても自然な生命の営み現象であると考えられる「老い」て、援助を必要としている「老人」に対して、仏教看護はどのような関わりをしていくことが望ましいのであろうか。ここでは、老人看護の基本姿勢や考え方について取り上げたい。

❖看護者自らが「老い」という自然な現象に向き合うこと

仏教の教えでは、「老い」は人間の生命における自然な営みの姿として考えられている。もしも、世の中に死なない人間がいたり、年をとらない人間ばかりだったらどうなることであろう。もちろん、誰しも老苦・死苦を積極的に求め望むものではないだろう。しかし、それらが避けて通れないものであるならば、真正面からその事実・真実に向き合い、肯定し、受け止めようとする姿勢こそが大切であろうと考える。

釈尊が、ご自身の「老い」を穏やかに受け入れる姿勢をとっておられたように、仏教看護を実践しようとする看護者も、自らそのような態度がとれるように努力することが必要であろう。老人看護に携わる看護者一人ひとりが、日々時間ごとに自身の内でも「念念老」という老いが生じており、いつかわが身にも「終身老」が訪れるのだという自覚をもつことが大切である。そのためにも、平生から自分の人生にも「老い」を重ねて考え、どのような老年期を迎え、送りたいのかをイメージしておくことは大切なことではないだろうか。

また、仏教は与えられた人生を最大限有意義に生きようとする気力の大切さを教えている。釈尊の行動そのものが、そのことをありありと見せてくれている。釈尊は『スッタニパータ』の中で「老い」について、次のように語っている。

「人々は『わがものである』と執着《しゅうじゃく》した物のために悲しむ。(自己)の所有しているものは常住ではないからである。この世のものはただ変滅するものである、と見て、在家にとどまっていてはならない」[13]

「人が『これはわがものである』と考える物、――それは（その人の）死によって失われる。われに従う人は、賢明にこの理《ことわり》を知って、わがものという観念に屈してはならない」[14]

「わがものとして執着したものを貪《むさぼ》り求める人々は、憂いと悲しみと慳《ものおし》みとを捨てることがない。それ故に諸々の聖者は、所有を捨てて行なって安穏《あんのん》を見たのである」[15]

看護する側もされる側も、まずはこの世のものは、変化せず、滅びないようにと願っても、それはあり得ないということを認識することが必要であろう。いつまでも、健康で、若さを保ちたいと願っても、かなうものではない。また、自分の肉体や容色に執着するが故に、老いに伴う変化を受け入れられず憂いや悲しみが生じることがあるかもしれない。しかし、人間はこの世に生を受けた以上、生長・衰退・消滅という過程を免れることはできない存在である。自分のものであると執着してきた肉体も、いつの日にか、死によって失われる。

看護者自らが、このような真実から目を背けていては、自身の老いを自然に受け入れることは難しいだろうし、当然、老年期にある人への関心も希薄になるのではないだろうか。仏教看護をめざそうとする看護者であれば、若いうちから真実の理に向き合い、「怠ることなく励み」ながら、自分らしく老いるための智慧を身につけていくことが大切であろうと思われる。

❖変化や衰えを補いつつ最後まで生き切るための援助をめざす

看護を展開するうえで大切なことは、人間は老化という身体の自然な変化を受け入れながらも、衰退していく機能を補いながら生活を維持し、最後まで生き切る努力をし、成熟をめざす存在であるという人間観をもっていることである。老人が自分の身体や精神に見られるさまざまな老化現象に対して卑屈にならずに肯定でき、それらが、むしろ健康的で自然な変化として受け入れられるように援助することが大切であろう。そのためにも、看護者は老化に伴う各種の機能の変化や特徴、健康上の問題を知っている必要がある。

老化はさまざまな外観上、機能上の身体的な変化をもたらすが、それらには、運動機能、感覚機能、生理機能に見られる身体的機能の変化、精神的機能の変化、社会的機能の変化などがある。たとえば、老年期における精神的機能の変化においては、想像力・統合能力・理解力などの知的な側面や情緒的な側面では、高い水準を保っているが、計算や記憶、新しいことをおぼえる記銘力、想起力などは低下するといわれている。

また、老人は若い人に比べ、視覚・聴覚・嗅覚・味覚・皮膚感覚なども変化してくる。そのような感覚器官の変化に加え、脳にも変化が生じてくる。脳細胞も次第に減少し、一般には六十歳ころから重量が減り始め、九十歳ころになると若いころの一〇パーセント程度は減少するといわれている。この現象を脳の萎縮というが、これがいわゆる動脈硬化であり、程度が高度になると脳の機能にもさまざまな支障をきたすようになる。このような老化に伴うさまざまな変化、老人の心理的特徴などをよく理解したうえで、一人ひとりの老人が自身の老いに適応し、その人らしさを保持しながら生活していけるように配慮していくことが必要となる。

また、老人は老化現象により、生理的諸機能、予備力、回復力なども低下してくる。病気の特徴としては、複数の疾患に罹患していたり、生体反応が低下していて定型的な症状を示さないこともある。さらには、合併症が起こりやすかったり、慢性的な経過をたどったり、精神障害を起こしやすいことなどがあげられる。このような特徴をよく理解したうえで、その変化や衰えの過程を補いながら、その人が最後まで希望をもって生き切れるようなはたらきかけが求められる。

看護者が老人に接する場所としては、保健所、病院、ターミナルケア施設、老人保健施設、老人福祉施設、在宅介護支援センター、在宅などが考えられるが、それぞれの場によって、老人のニード、問題なども少しずつ異なってくることであろう。しかし、いずれにしても、老人の生理的機能の衰えを補うような配慮をするとともに、一人ひとりの老人がより人間らしく、その人らしく生きていけるように援助していくことが大切である。

❖人生の総決算期である老年期への配慮

人間の一生の生活周期を誕生・成長・衰退・消滅という過程でとらえるならば、老年期は衰退の顕著な時期であり、そのまま消滅へつながっていく時期としてとらえられる。インドでは、古来より人生を四つの生涯段階（四住期）に規定していたようである。雲井昭善博士は、四住期について次のように説明している。

「インド古代の法規によりますと、上層三階級の者（これを再生族という）に対し、古来より人生に四つの生涯段階（四住期）というものを規定しております。第一は学問実習期間（梵行期）で、幼年期よりパンディット（師匠）といわれる師についてヴェーダの学問を修めるのです。それが終ると家庭を持ち、世間的な日常生活を送る期間（家住期）に入り、家の後継者をつくる。そして妻子眷属を養うに十分な裏づけが出来ると、家庭を捨てて森に入り、種々の修行をする（林棲期）。最後に人生における義務を果たし終ると、身を行く雲、流れる水にまかせて遊行の生活に入る（遊行期）というのです[16]」

まず、第一段階の梵行期は学問実習期間で、先生について学問を修め、将来のために備える時期である。広範囲にとらえるならば、今でいう新生児・乳児・幼児・学童・思春期を含む青年期までのいわゆる成長期に相当する期間であると考えられる。そして、一般的に青年後期（二十〜三十歳）には、結婚し、家庭を持ち、子どもを生んで家の後継者をつくり、次第に成人としての市民的・社会的責任を達成するとともに、一定した経済的水準を築き維持する時期に入る。この時期がいわゆる第二段階の家住期に相当するように思われる。

第三段階の林棲期については、「妻子眷属を養うに十分な裏付けができると、家庭を捨てて森に入り、種々の修行をする時期をいう」とあるが、現代でいえば初老期（五十〜六十歳）に該当するのではないかと思われる。この時期は心身の機能の減退や変化を受け止めつつ、職業人、市民としての役割変化にも適応しながら、次第に第一線から退き、後進に道を譲る立場に置かれる。インド古代では、この時期を人生の総決算に向けての修行の時期とし、人生における最後の義務としている点は大変興味深いものがある。そして、最後に人生におけるすべての義務を果たし終わると、人間は「身を行く雲、流れる水にまかせて遊行の生活」、つまり遊行期に入るというのである。

人間は、よりよい初老期（林棲期）を過ごしてこそ、老年期としての遊行期が約束されるのではないかと思われる。このように、老年期は人生の総決算をすべき時期に相当すると考えられる。このことを念頭におきながら、看護者は老年期にある人々の課題や問題を判断し、援助していくことが大切であろう。

引用文献
1）南伝大蔵経第二十八巻、一二四〜一二五

2）中村元訳『ブッダの真理のことば』（岩波文庫、一九九一年、三〇）
3）同右、三一
4）同右
5）『和英対照仏教聖典』（仏教伝道協会、二〇〇〇年、一八五、一八七）
6）中村元訳『スッタニパータ』（岩波文庫、一九九一年、二三六）
7）老人六歌仙はいろんな人がいろんな形で引用しているが、ここでは信楽峻麿氏の著書、『仏教の生命観』（法蔵館）で引用されたものを掲載した。
8）中村元訳『ブッダ最後の旅』（岩波文庫、一九九六年、六二、六三）
9）中村元訳『ブッダの真理のことば』（岩波文庫、一九九一年、三一）
10）中村元訳『スッタニパータ』（岩波文庫、一九九一年、一八二）
11）同右、一八一
12）上田万年他編『新大辞典』（講談社、一九九三年、一八六四、一八六五）
13）中村元訳『スッタニパータ』（岩波文庫、一九九一年、一八一）
14）同右
15）同右
16）雲井昭善『仏教誕生』（平河出版社、一九八五年、七六）

3　人間の「病い」と仏教看護の関わり

仏教看護における「病気観」については、すでに第2章で取り上げている。ここでは、それらの考え方を基本に置いたうえで、「病い」を得ている人間に対する仏教看護の基本姿勢について考える。

(1) ブッダにみる苦としての「病い」

仏教看護における「病気観」の基本にあるものは「苦」としての「病い」であった。したがって、その苦としての「病い」、病いに伴う「苦」をどのようにとらえるかが、病む人への仏教看護の関わりを方向づけてくれるであろう。

❖釈尊最晩年の病いと病苦

「病む」という体験は、その人の性別、年齢、家庭的・社会的・文化的・教育的背景などの諸条件に関わらず、さまざまな苦悩や苦痛をもたらすものである。なぜならば、悟りを開かれた釈尊ですら、「病い」に伴う苦痛はとてもつらいものであったことがうかがわれるからである。経典『ブッダ最後の旅』の中には、釈尊が遊行の途中で病いを得、伏された時の様子が次のように記されている。これらの記述の中から、病いが人間にもたらす苦痛の一端を垣間見ることができる。

「さて尊師が鍛冶工の子チュンダの食物を食べられたとき、激しい病いが起り、赤い血が迸り出る、死に至らんとする激しい苦痛が生じた。尊師は実に正しく念《おも》い、よく気をおちつけて、悩まされることなく、その苦痛を耐え忍んでいた[1]」

「——鍛冶工であるチュンダのささげた食事を食《め》して、しっかりと気をつけている人は、ついに死に至る激しい病いに罹《かか》られた。菌《きのこ》を食べられたので、師に激しい病いが起った。下痢をしながらも尊師は言われた[2]」

「さあ、アーナンダよ。お前はわたしのために外衣を四つ折りに敷いてくれ。わたしは疲れた。わたしは坐りたい[3]」

「さあ、アーナンダよ。わたしに水をもって来てくれ。わたしは、のどが渇いている。わたしは飲みたいのだ[4]」

「さあ、アーナンダよ。わたしのために、二本並んだサーラ樹（沙羅双樹）の間に、頭を北に向けて床を用意してくれ。アーナンダよ。わたしは疲れた。横になりたい[5]」

「師は全く疲れ切ったすがたで、臥した[6]」

このようなわずかな記述から、病気に伴うさまざまな苦痛を分類するには、若干の無理があるかもしれないが、「病い」に伴うさまざまな苦痛を、次の五つの側面からとらえたい。ここでいう「苦痛」とは、簡単にいえば、「病い」に伴う「思い通りにならない」ことであり、次のような五つの側面から苦痛をとらえたい思う。

身体的側面の苦痛

引用文からも分かるように、釈尊が体験された、おそらく食中毒によるものと思われる激しい「病い」は、死にいたらんとするほどの苦痛をもたらした。それらは、出血を伴う頻回の下痢症状、腹痛、全身倦怠感などの「身体的側面の苦痛」であったことがうかがえる。

現代においても、病いは病人に「痛み」「食欲不振」「全身倦怠感」「悪心」「嘔吐」「呼吸困難」「便秘」「発熱」「不眠」「咳」「啖」「麻痺」などのさまざまな症状をもたらす。症状とは病気などによる肉体的、精神的な異常状態であるが、一般的には身体的苦痛として感じられる。「病い」に伴うさまざまな身体的変化・変調としての苦痛を「身体的側面の苦痛」としてとらえたい。

基本的欲求上の苦痛

また、釈尊の身体的な苦痛は、さらに「食べること」「排泄すること」「眠ること」「清潔を維持すること」「活動すること」など、人間として生きていくうえで基本的に満たされ、保障されなければならない「基本的欲求上」の苦痛へと波及していったのではないかと考えられる。たとえば、頻回の下痢や腹痛は睡眠や活動を妨げたであろうし、さらには臀部の周囲が汚れたり爛れるなどの身体的苦痛をももたらしたのではないかと考えられる。

このように「病い」は、それまで何の不自由もなく自ら満たし得たニーズを満たせなくさせたり、他人の手を借りなければならないような状況を生み出す。このような「基本的欲求上」の苦痛は、病人に生活行動に伴う不自由さや他人に援助されなければならない精神的な苦をもたらすものである。このような苦痛を「基本的欲求上」の苦としてとらえたい。

内的側面の苦痛・苦悩

ところで、悟りを開いておられた釈尊ご自身にとっては、死ぬほどの病いの最中《さなか》にあっても、おそらく死に伴う不安や恐怖、自分が消滅してしまうことへの恐怖、人生の意味や目的に対する疑問、罪過への呵責などの精神的・宗教的・実存的な苦しみはなかったことであろう。しかし、悟りを開いていない一般の人間であれば、病いの体験は、さまざまな「内的側面の苦痛・苦悩」をもたらすものと思われる。がんだと診断された病人は、自身の病気に死を重ねて考え、不安のために眠れなくなったり、パニック状態になったり、うつ状態になったりするかもしれない。病いの体験は、その病気の種類・程度・回復の見込みなどによって異なるかもしれないが、さまざまな精神的・宗教的・実存的な苦しみをもたらすものと考えられる。このような苦痛・苦悩を「内的側面」の苦痛として考えたい。

社会的側面の苦痛

釈尊は死ぬほどの病いの体験の中で、ひょっとしたらご自身の病いと死を重ねて考え、その後の釈迦教団の運営や存続、弟子たちのその後に対する多少の気掛かりや心配などがあったかもしれない。一般的には、入院や長期の療養生活、手術の体験などは、社会や家族の一員として生き、生活している人間にさまざまな「社会的側面」の苦痛・苦悩をもたらす場合がある。

たとえば、長期の入院生活は、家庭の経済問題、家族の将来、子供の養育、仕事面の気掛かり、職場の人間関係、家庭内の人間関係などに関連する苦しみをもたらす場合があるかもしれない。また、人工肛門造設術や乳がんの手術などは、その人のボディ・イメージを変え、日常生活を送るうえでの苦しみをもたらしたり、夫婦関係にも微妙な問題を生じさせるかもしれない。「病い」は社会的な側面においてもさまざまな苦をもたらすものであり、これらの苦痛を「社会的側面」の苦としてとらえたい。

生活面での苦痛

「生活面の苦痛」とは、病気によってそれまでの環境、生活習慣、生活様式などが変化したり、意識的に変えていかなければならないことなどに伴うさまざまな苦痛である。この苦痛は、人それぞれの価値観、信条、趣味、習俗・習慣、教育環境、社会環境、家庭環境などによっても異なり、個人差も大きいように思われる。

たとえば、入院生活を強いられる患者が、消灯時間、入浴時間、食事時間が決められていたり、自由に外出できないことに対して感じる不自由さや苦痛である。「思い通りにならない」ことを苦痛としてとらえるならば、今までとは異なる生活を強いられたり、守らなければならないことに伴う苦痛を「生活面」の苦痛としてとらえておきたい。

いずれにしても、「病い」体験は、人にさまざまな苦痛や苦悩をもたらすことをまず念頭においておくことが必要であろう。

❖さまざまな種類の苦しみをもたらす病い

仏教では人間の避けられない四つの苦しみのひとつとして「病むこと」をあげているが、この場合の苦しみは「楽」に対する「苦」であり、肉体的な「身苦」と精神的な「心苦」がある。また、仏教の教えには苦を「苦苦」「壊苦」「行苦」という三苦に分類する場合があることも述べてきた。

たとえば、先の経典にもみられたように、釈尊ご自身も「下痢」「腹痛」「全身倦怠感」など、そのもの自体が肉体的苦痛として感じられる苦しみを体験しておられる。人間が色《しき》としての肉体をもつ存在である以上、病いに罹ると、「苦苦」は免れ得ない苦しみとなる。

また「壊苦」とは、今まで保っていたある状態が壊れる時に感じる苦しみであるが、乳がんのために乳房を切除したり、火傷で容貌が変わったり、交通事故で半身不随になったりするなど、「病い」はさまざまな壊苦という苦しみをもたらす場合が多い。さらに、病気のために身体的、精神的、社会的にも状態や状況がどんどん変化したり、その変化とともに本質的な生存が脅かされるような苦しみも伴ってくる。

たとえば、長期入院が会社員として働いていた人に離職という状況を余儀なくさせるかもしれないし、長期入院による経済的破綻が、夫婦に離婚の危機という結果をもたらす場合があるかもしれない。このような苦しみを「壊苦」「行苦」としてとらえることができるが、「病い」にはこのような苦しみが伴う場合が多いように思われる。

その病人の病気の種類や程度によって、その苦しみはさまざまであり、またさまざまな様相を呈するものと考えられる。病いに対する人の反応には、個人差があるかもしれないが、多くの場合、一つの病気がいろいろな種類、程度の苦しみをもたらすことになる。また、それらの苦しみが重なり合い、影響し合って複数の苦痛や苦悩を同時にもたらす場合もあるであろう。しかし、人がそれらの苦しみを現に体験していたとしても、人によっては表出したり、しなかったりする場合もあり得る。したがって、看護者は苦痛や苦悩を観察する視点をきちんと持ち、その人と家族の苦しみに関する情報を収集できなければならない。

❖因縁生起の結果としての病い

「病い」は種々の因（原因・直接原因）と縁（条件・間接原因）により生じた結果であると考えられる。したがって、病いに伴う苦痛には必ずその原因があると考えられる。この理は、病人やその家族の苦痛・苦悩に対して援助をしていくうえで基本となる考え方である。

平成八年九月、厚生省は四十年間にわたって使われてきた「成人病」の名称を「生活習慣病」と改め、予防をより重視した対策に取り組む方針を固めた。つまり、がんや心臓病、糖尿病などの成人病は、食事、運動、喫煙といった生活習慣と深く関連しており、子どもの時からの健康づくりが疾病の予防につながると考えている。言葉を換えれば、生活習慣のあり様が因や縁となって、病気という結果を招くというように考えられる。もちろん、病気にはさまざまな種類があり、外傷や寒冷、細菌などの外力の影響（外の因縁）によって起こるものも数多くある。しかし、多くの病気はその人の生活習慣と深く関わっているといえるだろう。

釈尊は八十歳で亡くなられたが、当時としては大変長寿だったのではないかと思われる。おそらく、その要因の一つには、釈尊ご自身の生活習慣が健康状態を維持していくうえで好ましいものであったことがうかがわれる。しかし、老化に伴う防衛反応や免疫機構の低下、予備能力や適応能力の低下には抗うことができず、諸説によれば、いわゆる（キノコ料理による）食中毒が命取りの原因につながったのではないかと考えられている。

いずれにしても、病いは種々の因（原因・直接原因）と縁（条件・間接原因）により生じた結果であるという考えを基本において、対象の健康問題をとらえることが大切になるだろう。そのためには、環境と人間、人間と生活、生活と健康・不健康についての概念をしっかり持ち、その病いを生じさせている因と縁の関係を判断できる力を身につけなければならない。そのような判断ができてこそ、その人にとっての望ましい健康生活に向けての改善ができたり、健康状態に近付けることが可能となるであろう。

（2）人間の「病い」と仏教看護の関わり

病人やその家族に対して、仏教看護を実践していくうえで大切なことは、まずは仏教看護の視点で病いをみつめられることである。仏教の「病い観」を基本にして、病気という現象をとらえることから看護が始まる。

仏教の病い観の一つは、病気は種々の因と縁により生じた結果であるという考え方である。二つには、病気には、色身不二、つまり心身の不調和が大きく影響していると考えられることである。三つには、人間の数多くの煩悩が不健康状態を招くことがあり、病気になった場合も、煩悩はさらに不健康状態を増長させるという考え方ができる。四つには、中道からはずれた生活行動が病気を生じさせるという点である。つまり、健康や病気に対して極端な考えにとらわれ、健康や病気に執着しすぎたり、無頓着すぎるような生活行動をとることが病気を招くということになる。最後は、仏教は疾病の予防を大変重視しているという点である。このような病い観を基本において、病人やその家族への仏教看護の基本姿勢について考えてみたい。

❖病人自らが病いの因と縁を自覚できる看護をめざす

病むという「体験」は病んでいるその人自身のものであり、他人がその人に成り代わって体験できるものではない。したがって、その人自らが、自身の病気の原因を知り、理想的な健康状態を自覚し、めざそうとしない限り、看護の効果は期待できないであろうし、看護を実践したことにならないのではないかと考える。

たとえ、入院や通院によって、一時的に良くなったとしても、本人がその病気の直接原因や間接原因を自覚していなければ、再発したり、新たな病気を引き起こすことにもなりかねない。もちろん、子どもと大人とでは少し異なるであろうが、自分の身体は自分で管理し、常に健康生活を心がけることが大切である。子どもが病気になった場合でも、理解できる範囲内で病気の原因を説明し、その子どもがそのことを自覚したうえで、良くなりたいという前向きな姿勢で療養生活が送れるように援助することはとても大切である。

看護の領域でコンプライアンス（compliance）という言葉がしばしば使われるが、この言葉は、患者が治療を受ける場合にその治療の意義をよく理解し、医師の指示などを守ることである。もちろん、この概念は大切であるが、その前に、治療の対象となるその人が、自身の病気の原因や条件をよく認識していることが必要であろう。

特に生活習慣病といわれるような疾患の場合は、ことさらに病いの因と縁を本人が自覚できるような指導と関わりが重要になってくる。このことは、人が予防できる病気は予防し、治る病気は治し、治らない病気の場合も一生それとうまく付き合い、改善したりコントロールしていくうえでもとても重要なことである。

❖病人自らが望ましい状態をめざし行動できるような関わりをめざす

仏教では、人間の存在は「五蘊の仮和合」であるととらえる場合があるが、この考え方は現代の人間観としても十分通じるものであることはすでに述べてきた。つまり、五蘊とは人間の心身の全体をさしており、物質的要素としての肉体と精神的作用や行為を表す「感受作用」「表象作用」「意思作用」「認識作用」の四つから人間は形成されているという考え方である。病人が自ら病いの因と縁を自覚し、より望ましい健康状態を獲得し、維持していくためには、精神的作用や行為を通して、色としての自身の肉体をコントロールする力がとても重要になってくる。

釈尊は「心というものは動揺し、ざわめき、護り難く、制し難く、捉え難く、軽々《かろがろ》とざわめき、欲するがままにおもむき、別々の方向に走るものである」と述べている。[7] このような性質をもつ心を、コントロールすることは思ったほどに簡単なことではないかもしれない。むしろ、心が簡単に制することのできるものであれば、人は何ら問題なく健康生活を送り、健康を維持できるであろう。したがって、人の心は本来、コントロールしにくいものであるということを前提にして考えたほうがよいのかもしれない。

よって、仏教看護を展開するうえでまず大切なことは、病人自ら（心）が、病気である自分自身、治療のこと、健康の回復や今後の健康生活などについてどのように受け止め、どのように考えているのかを観察し、判断できなければならないということになるだろう。そして、病人が自身の「病い」の因と縁を自覚でき、より望ましい健康状態をめざすためにはどのように行動しなければならないかが分かるように働きかけることが大切になってくる。

疾病の種類や程度、状態によっては、本人の意思よりも、医療者側の処置や治療が先行する場合もあるだろうが、基本的には看護を実践していくうえで、その人が病気の自分をどう受け止め、どうありたいと思っているのかを尊重することはとても重要なことである。

ところが、心は目に見えず、手に触れることのできないものであり、他人の心となればより以上に理解できない面があることだろう。釈尊はそのような心をおさめるためには、「英知ある人であらねばならない」としている。病人の心に寄り添い、その本心を受け止めていくためには、看護者自らが専門的知識のみならず一般的な教養を深め、看護に努めはげみ、経験を積む中から「知慧」を身に付けていくことが求められているように思う。

❖よりよい人間関係の中で、病苦を緩和し、取り除くケアをめざす

釈尊が「老い」と「死」については穏やかに受け入れる姿勢をとられたのに対し、「病い」については、病いそのものの克服をめざしておられる点に注目したい。それは、釈尊が死ぬほどの病気を、ご自身の気力によって克服される記述からもうかがい知ることができる。たとえば経典には、次のような記述がある。

「恐ろしい病いが生じ、死ぬほどの激痛が起った。しかし、尊師は、心に念じて、よく気をつけて、悩まされることなく、苦痛を堪え忍んだ。(中略)そこで、尊師は、元気を出してその病苦をこらえて、寿命のもとを留めて住していた。すると、尊師のその病苦はしずまった[8]」

「尊師が鍛冶工の子チュンダの食物を食べられたとき、激しい病いが起り、赤い血が迸り出る、死に至らんとする激しい苦痛が生じた。尊師は実に正しく念《おも》い、よく気をおちつけて、悩まされることなく、その苦痛を耐え忍んでいた[9]」

「下痢をしながらも尊師は言われた。わたしはクシナーラの都市に行こう」

「さあ、アーナンダよ、お前はわたしのために外衣を四つ折りに敷いてくれ。わたしは疲れた。わたしは坐りたい。(中略)さあ、アーナンダよ、わたしに水を持ってきてくれ。わたしは、のどが渇いている。わたしは飲みたいのだ[10]」

これらの記述からも分かるように、死ぬほどの激痛に対して、釈尊は気力をもって耐え忍び、その病

苦を沈めておられることが分かる。また一方では、病気によるさまざまな症状に対して、いろいろな治療的方法を講じたり、ケアを要求しておられる様子がうかがえる。釈尊はご自身の病苦を堪えることなく、ごく自然に周りに伝え、対処してもらっておられる。つまり、病苦を耐え忍ぶという姿勢よりも、病気に対しては、それに伴う苦痛の克服や緩和を重要視しておられるように感じられる。

仏教看護を実践していくうえでも、病人やその家族のさまざまな病苦に対して、あらゆる医療・看護の方法を駆使して、その病苦を緩和したり取り除くことをめざすべきであろう。その際、治療やケアの対象となる本人が、自身の病気の因と縁を自覚しており、自分がめざすべき理想的な健康状態を認識し、自分が受ける治療や看護方針を理解していることが大切であることはいうまでもない。

病人自身が、病気や病気の自分に対して、このような態度がとれてこそ、医療者・看護者の専門的知識・技術を駆使した治療やケアが効を奏するものと考えられる。このことは、いわゆるインフォームド・コンセント（Informed Concent）の概念に通じるものがあるかもしれない。インフォームド・コンセントは「説明と同意」という日本語に訳されているが、医師が患者の病状や治療に関する十分な説明をして、患者の同意を得たうえで治療をすることをいう。この概念は、患者の病気の種類・程度にかかわらず、患者・家族・医療者が信頼関係の中で医療・看護を展開していくうえでも、とても大切なことがらである。

引用文献
1）中村元訳『ブッダ最後の旅』（岩波文庫、一九九六年、一一〇）
2）同右、一一一
3）同右

4）同右、一一一〜一一二
5）同右、一二五
6）同右、一二二
7）中村元訳『ブッダの感興のことば』（岩波文庫、一九九一年、二七五、二七六）
8）中村元訳『ブッダ最後の旅』（岩波文庫、一九九六年、六一）
9）同右、一一〇
10）同右、一一一

4　人間の「死」と仏教看護の関わり

仏教は、基本的には「人生は苦である」という悲観的人間観をもって出発する。人間の出生、老い、病い、いずれもが「苦」なるものであることはすでに述べてきた通りである。ここでは、人間の「死」と仏教看護の関わりについて考える。

(1) ブッダ最晩年にみる人間の「死」

❖人間は生まれながらにして「死への存在」である

釈尊は八十歳の最晩年に、住み慣れた王舎城から北に向かって最後の旅に出られ、途中のクシナーラの地で入滅される。この最後の旅は、まさに「老病死」を意識しての旅だったようである。この最後の旅路において、釈尊はご自身の「老」と「死」を穏やかに受け入れる姿勢をとっておられることに気付かされる。釈尊最後の旅路を伝える『大パリニッバーナ経』には「死」について次のような記述がある。

「さて、アーナンダよ、人間たるものが死ぬというのは、不思議なことではない」[1)]

「しかし、アーナンダよ、わたしはあらかじめこのように告げてはおかなかったか？――『愛《いと》しく気に入っているすべての人々とも、やがては、生別し、死別し（死後には生存の場所を）異にするに至る』と。アーナンダよ、生じ、生存し、つくられ、壊滅する性質のものが、（実は）壊滅しないように、ということが、この世でどうして有り得ようか？　このような道理は存在しない（後略）[2]」

「この世における一切の生あるものどもは、ついには身体を捨てるであろう。あたかも世間において比すべき人なき、かくのごとき師、（智慧の）力を具えた修行実践者、正しい覚りを開かれた人が亡くなられたように[3]」

「つくられたものは実に無常であり、生じては滅びるきまりのものである。生じては滅びる。これら（つくられたもの）のやすらいが安楽である[4]」

ここに語られているように、人間にとって、たとえ釈尊といえども、死は避けることのできないものであった。人間がこの世に生を受けたことの中に、すでに「死苦」が包含されており、人間は生まれながらにして「死への存在」であるといえよう。

ともすれば、「生」の対局に「死」があり、生の延長線上の遙か先に「死」が位置しているように考えがちであるが、生死《しょうじ》は表裏一体のものである。しかも、生を受けた時点においては、いつ、どこで、どのような死を迎えることになるのかなどについては、まったく予想のつかないことである。いずれにしても、人間はこの世に生を受けた以上、必ず死を迎えなければならない存在であるという現実をまずは受け止めることが必要であろう。

❖人間は死を意識し、自覚できる存在である

釈尊の最後の旅路を伝える『大パリニッバーナ経』には、釈尊入滅前の次のような言葉がある。

「そこで尊師は修行僧たちに告げられた、さあ、修行僧たちよ。わたしはいまお前たちに告げよう、――もろもろの事象は過ぎ去るものである。怠けることなく修行を完成しなさい。久しからずして修行完成者は亡くなるだろう。これから三カ月過ぎたのちに、修行完成者は亡くなるだろうと」[5)]

「わが齢は熟した。

わが余命はいくばくもない。

汝らを捨てて、わたしは行くであろう。

わたしは自己に帰依することをなしとげた。

汝ら修行僧たちは、怠ることなく、よく気をつけて、
よく戒しめをたもて。

その思いをよく定め統一して、おのが心をしっかりとまもれかし。

この教説と戒律とにつとめはげむ人は、生れをくりかえす輪廻をすてて、苦しみも終滅するであろう」と[6)]

「『われらは、ここにあって死ぬはずのものである』と覚悟をしよう。――このことわりを他の人々は知っていない。しかし、このことわりを知る人々があれば、争いはしずまる」[7)]

これらの言葉からも分かるように、修行完成者としての釈尊はご自身の死期を自覚され、周囲の者にその時期を予告しておられたことが分かる。ところが、たいていの人間は、自分の寿命について推し量ることはできない。しかし、釈尊のように自分の寿命や死期を予期できなかったとしても、いつかは死すべき存在であるということを人は認識し、自覚できる存在であるはずである。

一般的には、生き物の生命が有限であるという認識は幼稚園児や小学校一年生くらいでは不確かであり、小学校二年生以降になって確立してくるようだといわれている。つまり、五、六歳以下の子どもにおいては死の意味の理解が難しいとしても、それ以降の年齢になれば「人間はいつか必ず死ぬ存在である」ことを認識できるということになる。しかし、人間がいつか死ぬ存在であるということを認識していたとしても、その死に自身の死を重ねて考えることは意外と難しい。

ではなぜ、人間はいつか自分が死ぬ存在であることを自覚することが大切になってくるのだろうか。水谷氏は「いま、ここに、生かされて生きる。この実感と自覚が仏教への入口であり、また目標でもある。人間としての〝いのち〟を持って、(仏教的には、いただいて、と受けとめる)、二度とないこの人生をいかに生きぬいてゆくかということを、歴史的社会の面においてのみ考えてゆくのではなくして、時間的空間的に無限大の拡がりの中において自分自身の存在感を感得し認識してゆくことを仏教は教えてくれる」[8]と述べている。

このように、仏教が広い意味での「人間学」であるとするならば、その人間が避けて通ることのできない自身の「生老病死」にきちんと向き合うことなくして、その理想を追及することはできないのではないかと考えられるからである。したがって、人はこの世に生を受けた以上、いつか「死すべき存在である」ということを視野にいれて、自身の人生をいかに生き抜いてゆくかということを考えることが大切になってくる。それは「われらが、ここにあって死ぬはずのものであると覚悟をすることから」出発するように思われる。

❖釈尊にみる人間としての臨終と死

釈尊は最後の最後まで遊行と説法を続けられ、クシナーラの地で入滅されるが、釈尊の臨終と死の様子が経典には次のように記されている。

「生存は尽きた。清浄行はすでに確立した。為すべきことは、すでに為し終った。もはやこのような状態にもどることは無い」[9]

「この世における一切の生あるものどもは、ついには身体を捨てるであろう。あたかも世間において比すべき人なく、かくのごとき師、（知慧の）力を具えた修行実践者、正しい覚りを開かれた人が亡くなられたように」[10]

「心の安住せるかくのごとき人にはすでに呼吸がなかった。欲を離れた聖者はやすらいに達して亡くなられたのである。ひるまぬ心をもって苦しみを耐え忍ばれた。あたかも燈火の消え失せるように、心が解脱したのである」[11]

これらの記述からも分かるように、人間はいつの日か個体としての身体、存在を失うことになる。おそらく多くの人にとって、「死」という未知なるものに対する根源的不安・恐怖・孤独をぬぐいさることは難しいであろう。しかし、釈尊の言葉からは、「道を求めつつ、欲を離れて生き、最後の瞬間《とき》に、人生において為すべきことを為し終えたという実感をもつことができるならば、人はひるまぬ心をもって死苦を耐え忍ぶことができ、しかもやすらいのなかで燈火が消え失せるようにしずかな最期を迎えることができる」ということを学ぶことができる。釈尊は弟子たちにも同じような心の状態、つまり「苦しみ」がなくなった境地を得るように修行を勧められた。

また、経典には、「（前略）どんなことにでも満足するのは楽しい。善いことをしておけば、命の終るときに楽しい。（悪いことをしなかったので）、あらゆる苦しみ（の報い）を除くことは楽しい」[12]とある。

人間が、このような境地になれる可能性をもった存在であるということに、われわれはどれほど希望と勇気を与えられることであろう。もしも、人間としての望ましい臨終や死の姿があるとするならば、やはりこのような「やすらい」「楽しい」中で、その時を静かに迎えられることではないだろうか。

（2）経典にみる「死」のあり様

❖経典にみる死の諸相

人には人それぞれの寿命があるように、死の迎え方もさまざまである。そして、人間の死にはさまざまな「苦しみ」が伴う。では「死苦」にはどのようなものがあるのだろうか。『國譯大般涅槃経』聖行品第十九の上では、死苦について次のように述べている。

「何等《なんら》をか死《し》と爲《な》す。死《し》とは受《う》くる所《ところ》の身《み》を捨《す》つ。所受《しょじゅ》の身《み》を捨《す》つるに亦二種《またにしゅ》有《あ》り。一《ひと》つには命《みやう》盡死《じんし》、二《ふた》つには外縁死《げえんし》なり。命盡死《みやうじんし》とは亦三種《またさんしゅ》有《あ》り。一《ひと》つには命盡是福盡《みやうじんこれふくじん》に非《あら》ず、二《ふた》つには福盡《ふくじん》是命盡《これみやうじん》に非《あら》ず、三《み》つには福命倶盡《ふくみやうくじん》なり。外縁死《げえんし》とは亦三種《またさんしゅ》有《あ》り。一《ひと》つには非分自害死《ひぶんじがいし》、二《ふた》つには横爲他死《わうゐたし》、三《み》つには倶死《くし》なり。又三種《またさんしゅ》の死《し》有《あ》り。一《ひと》つには放逸死《はういつし》、二《ふた》つには破戒死《はかいし》、三《み》つには壊《ゑ》命根死《みやうこんし》なり。何等《なんら》をか名《なづ》けて放逸死《はういつし》と爲《な》す。若大乘方等般若波羅密《もしだいじようはうどうはんにゃはらみつ》を誹謗《ひはう》する有《あ》らば、是《これ》を放逸《はういつ》死《し》と名《なづ》く。何等《なんら》をか名《なづ》けて破戒死《はかいし》と爲《な》す。去來現在《こらいげんざい》の諸佛所制《しょぶつしょせい》の禁戒《こんかい》を毀犯《きぼん》す、是《これ》を破戒死《はかいし》と爲《な》す。何等《なんら》をか名《なづ》けて壊命根死《ゑみやうこんし》と爲《な》す。五陰身《ごおんしん》を捨《す》つ、是《これ》を壊命根死《ゑみやうこんし》と名《なづ》く。是《かく》の如《ごと》きを名《なづ》けて、死《し》を大苦《だいく》と爲《な》すと曰《い》ふ[13]」

ここには、死の諸相についてさまざまな角度から説かれている。また、その人の死の迎え方、あり様によって、死苦も異なるのだということが分かる。まず、大きく死の種類を「命尽死」と「外縁死」に分けてとらえている。前者の死は寿命が尽きた時の死であり、それには三種あると述べられている。

一つは寿命がきても、善い行いがもたらす善い報いが尽きていないような死である。つまり寿命が尽きる時に不安や憂いや苦しみがなく、安らいのなかで迎えられる「死」といってもいいであろう。

二つめには、善い行いがもたらす善い報いは尽きてしまったのにまだ寿命がきていない場合の死である。この場合は、人生の総決算もできないまま残し、気掛かり、不安、心配などをたくさん抱えたまま、死ぬに死ねないような状態の中で迎える死といってもいいのかもしれない。できれば、このような死は避けたいものである。

三つめは寿命と善い報いが同時に尽きるような死である。一見望ましい死のあり様のように思われるが、この場合は善いことが残っていない状況で迎える死であり、希望やゆとりのある中で迎えられる死ではない。滑り込みセーフという状態で人生の総決算をするより、やはり少し余裕のあるなかで死を迎えるほうがいいのではないだろうか。

次に外縁死であるが、これにも三種あると記されている。つまり、自殺、殺害される死、両方の因縁が重なった死をさしている。このような死は、いずれにしても死に伴う苦痛や苦悩が大きいものであり、是が非でも避けて通りたい死の様相である。

また壊命根死は肉体の死をさしているが、それよりも重大な死があるとしている。それは大乗経典を誹謗する放逸死であり、過去・現在・未来の諸仏の守るべききまりを犯す破戒死である。死とは単に肉体の死ばかりをいうのではないことが分かる。

仏典の中にはこのように死の様相と死苦について記されているが、死の不安を根底からぬぐい去ってくれるものは、その人の生き方、価値観、人生観、信仰心などと深く関わっているように思われる。特に、普段から「よい報い」を招く元になるような「善なる行為」を行うことが大切であり、それらによって最期の瞬間《とき》に安心して次なる世界、魂の故郷へと旅立つことができるのではないかと思われる。

現代における死の様相としては、いわゆる病死、老衰死、天災や人災による不慮の事故死、他殺死、自殺などをあげることができるだろう。一般的には、病気を原因とする死が多いように思われるが、人生の最期を、いつ、どこで、どのような状況で迎えることになったとしても、その瞬間に心に平安があり、それまでの自身の人生を肯定できるような心境で死を受け入れることができればとても幸せなことではないだろうか。

(3) 人間の「死」と仏教看護の関わり

❖一人ひとりがかけがえのない生を得ていることが自覚できるような関わりを

仏教では、人間として生まれること、すなわち出生ということの意味を何よりも重視している。それは経典『ダンマパダ』の言葉からもうかがい知ることができる。そこには「人間の身を受けることは難しい。死すべき人々に寿命があるのも難しい。正しい教えを聞くのも難しい。もろもろのみ仏の出現したもうことも難しい」[13]と記されている。

つまり、わたしは誰よりもかけがえのない生を得て、ここに生まれてきた、という仏教の人間観は、仏教の根幹をなす重要な教えであるとされている。この考え方は、仏教看護における死にゆく人やその家族への関わりにおいて、そしてまた、ケアスタッフとしてもとても意味のある大切な教えではないかと思われる。

おそらく、病人や患者の中には、それまでの人生がつらく大変だった人もいるかもしれない。人生半ばでがんになったり、小さな子どもの死を受け容れなければならない親もあることだろう。しかし、仏教看護においては、その人のそれまでの人生がどのようなものであったとしても、その現実や人生を、「わたしは誰よりもかけがえのない生を得て、ここに生まれてきた。いい人生だった」という思いで受け入れることができるように、その人とその家族に関わっていくことが求められている。仏教看護における末期患者とその家族への関わりにおいては、そのようなケアをめざしているといっても過言ではない。

そのためには、ケアに携わる看護者一人ひとりにも、「わたしは誰よりもかけがえのない生を得て、ここに生まれてきた」という自覚と実感が必要ではないだろうか。そして、看取り、看取られる関係のなかで、ともに「願われた生命の尊さに気付かされること」こそが大切であり、それは人間の力では及ばない大きな力によって導かれ、生かされているということに気付かされていくことでもあるように思われる。

そして、そのことがひいては、最期の瞬間に「自分自身に生まれ得たことが、ありがたく、嬉しく感じられる」ということにつながっていき、宗教における「救い」とは、まさに人がこのような心境になれることではないかと考えられる。

❖生と死の超克し難い一線が超えられるようなケアをめざす

仏教看護の人間観からみれば、人間の「老い」も「病い」も「死」も、とても自然な生命の営みの一環にある。もしも、世の中に死なない人間がいたり、年をとらない人間ばかりだったらどうなることであろう。もちろん、誰しも老苦・病苦・死苦を積極的に求め望むものではない。しかし、それらを避けて通ることができないのであれば、真正面からその事実・真実に向き合い、受け止めようとする姿勢こそが大切であり、それこそが人としての尊厳ある態度ではないだろうか。

釈尊が、老いや死について穏やかに受け入れる姿勢をとっておられたように、看取りの姿勢においても、患者やその家族、そしてケアスタッフが看取り、看取られる中からともにそのような態度がとれるように学び合うことが大切であると考える。

とりわけ、仏教看護において人の死に向けての看取りを展開していくうえで、いつか自分たちにも死が訪れるのだというケアスタッフ側の自覚はとても大切であると考える。しかしながら、「生あるものは滅す」という道理を理性では受け止められたとしても、実際に愛する者たちとの別れに直面した時には、心情的に超え難い一線があることは否めないだろうし、死に対する不安や恐怖心もなかなか払拭できないであろう。そのためにも、看取る者も看取られる者も、平生から「生と死」の超克し難い一線を超えるための学びと努力が必要であると考えられる。

また、仏教は与えられた人生を最大限有意義に生きようとする気力の大切さを教えている。釈尊の行動そのものが、そのことをありありと示してくれる。釈尊は「怠ることなく励みなさい」と教えているが、看取る者も看取られる者も、「死」に対峙した時に生じるであろうさまざまな苦しみから目を反らさないで、ひるまぬ心をもって耐え忍ぶことができるように、ともに支え合い、語り合い、励まし合うことが必要となってくる。

ところで、よく「生死観《しょうじかん》」という言葉が使われるが、「生死観」とはこのような状況の中で育まれていくものである。つまり、「生死観」とは、日ごろから自身の生や死について考えることにより、自分の人生をいかに生き、どのような最期を迎えたいかという考え方であり、それはその人の生死に対する態度に大きく影響していくものである。仏教看護を実践していくうえで、看護者個々人の生死観は、さらに看護の質をも左右していくように思われる。

死に伴う、言葉にならない患者や家族の苦悩や訴えを受け止められる看護者であるためには、まずは看護者自身もいつかかならず死を迎える存在であるという自覚をもち、死の前には無力である自分自身を受け入れ、患者や家族に対する限りない関心をもって現実に向き合っていくことが大切であろうと考える。そして、そのような中から、自らの生死観を育みつつ、看取りに求められる知識・技術・態度を身に付けていくことが大切である。

❖死に伴う病苦の緩和には最大限の努力を払う

釈尊ご自身も、病いの中で死にいたらんとするほどの身体的苦痛を経験されているが、末期にある人々もさまざまな身体的苦痛を抱えている。一般的には痛み、食欲不振、全身倦怠感、腹部不快・膨満感、呼吸困難、悪心・嘔吐、咳・痰、不眠、便秘、意識障害、嚥下困難、浮腫、口渇、頭痛、歩行困難、麻痺、排尿障害、発熱、口内炎、下痢などは、末期患者によく見られる身体症状や徴候である。

患者や病人がどのような価値観・信仰をもっていたとしても、精神性に価値を置いていたとしても、人間として肉体を持っている以上は、病気を「因」として生じるこのような身体症状や徴候を苦痛として感じるのは自然なことである。したがって、このような身体症状を緩和したり、取り除くことは、看護者の身体的側面への配慮として重要なことである。

前節でも取り上げたように、釈尊はご自身の病気によるさまざまな身体症状に対して、自身の病苦を堪えることなく、ごく自然に周りに伝え、対処してもらっておられる。たとえば、先にも引用した「さあ、アーナンダよ、お前はわたしのために外衣を四つ折りに敷いてくれ。私は疲れた。私は坐りたい」「さあ、アーナンダよ。わたしに水を持って来てくれ。わたしは、のどが渇いている。わたしは飲みたいのだ」などの記述からもそのことをうかがい知ることができる。つまり、病苦を耐え忍ぶという姿勢よりも、病気に対しては、それに伴う苦痛への対処を重要視している点である。

仏教看護における看取りの基本姿勢においても、患者や病人のさまざまな病苦に対しては、本人の願いを尊重しながら、あらゆる医療・看護の知識、技術、方法を駆使して、その緩和をはかることが必要である。また、さまざまな病苦を緩和し、取り除くためにはチームアプローチも大切になってくるであろう。中でも、看護者は末期患者の一番身近にいる存在であり、看取りの場面においては中心的役割を果たさなければならない。そのためにも、医師や他のチームメンバーと綿密に連携をとりながら、患者の死に伴う病苦の緩和には最大限の努力を払う必要がある。

引用文献

1）中村元訳『ブッダ最後の旅』（岩波文庫、一九九六年、四九）
2）同右、九四
3）同右、一六〇
4）同右、一六〇、一六一
5）同右、九六
6）同右、九七
7）中村元訳『ブッダの真理のことば』（岩波文庫、一九九一年、一一）
8）水谷幸正『仏教を知る』（浄土宗、一九九四年、一四、一五）
9）中村元訳『ブッダ最後の旅』（岩波文庫、一九九六年、一五三）
10）同右、一六〇
11）同右、一六一
12）中村元訳『ブッダの真理のことば』（岩波文庫、一九九一年、五六）
13）同右、三六

第4章

仏教看護の実際

仏教看護は「人間の生老病死に伴う肉体的・精神的苦痛や苦悩に対して、その人自らがその苦を引き起こしている原因や条件に気付き、その苦を滅するための正しい方法を行じて、めざすべき理想の姿に気づき、いたることができるように個人、家族、集団に対して援助するとともに、看護される者、する者がその関係の中でともに成熟すること」をめざしている。この定義における、看護の方法とは「人間自らがその苦を引き起こしている原因や条件に気付くような方法」であり、「その苦を滅するための正しい方法を行じること」によって仏教看護の目的が達成されると考えられる。

ここでは、仏教看護の目的を達成するための、仏教の教えを基本にした看護の方法論について取り上げる。

1　仏教の教えに学ぶ仏教看護の方法論

仏教看護を実践していくためには、そのための手段が必要となる。仏教看護の目的を遂げるための方法論ということになる。一般的に、看護実践の場では看護を実践するための方法として「看護過程」があり、この概念はすでに広く看護の場に受け入れられている。仏教看護を実践していくうえでも、方法論が必要となることはいうまでもないが、あくまでも、その基本には、仏教の教えや智慧を基本にすえて考えていきたい。

(1) 仏教看護の方法論の基本となる教え

❖四諦《したい》の教えと看護の方法

仏教看護の方法論を考える場合も、当然、仏教の教えが導入されることになる。そして、その方法論の基本となる教えの一つとして「四諦の教え」をあげることができる。この教えについては、すでに取り上げているが、四諦の［諦］とは、真理とか真実という意味があり、四諦とは四つの真理、四つの明らかな智慧、四つの真実なるもの、と解釈される。

簡単にいえば現実の世界は苦であり（苦諦《くたい》）、その原因は渇愛などの煩悩であり（集諦《じったい》）、これを滅すれば苦も滅する（滅諦《めったい》）、そのために八つの正しい道を行ぜよ（道諦《どうたい》）と説いている教えである。四諦の教えの構造を簡単に示すと図1のようになる。

「苦諦」は迷いの生存は「苦」であるという真理であり、今ある現実の姿である。「集諦」は欲望の尽きないことが「苦」を生起させているという真理であり、苦の原因に関する真理である。「滅諦」は欲望のなくなった状態が苦滅の理想の境地であるという真理であり、めざす理想の姿と考えられている。そして「道諦」は、苦滅にいたるためには八つの正しい修行によらなければならないという真理であり、理想にいたるための方法と考えられる。

病気を例にして、この「四諦の教え」を考えてみよう。苦諦は、今現に生じている病気の状態そのものであり、病状が苦であるとするならば、集諦はその病気や病状を起こしている原因に当たるものである。つまり、病気の苦しみの原因を探り、その原因を明らかにすることが集諦である。そして、滅諦とは回復すべき健康状態のことであり、その苦しみを滅したらどのような状態になるのかを考えることである。そして、滅の状態に入るための方法が道諦に当たる。つまり病気を治し、健康

図１　四諦の教えの構造

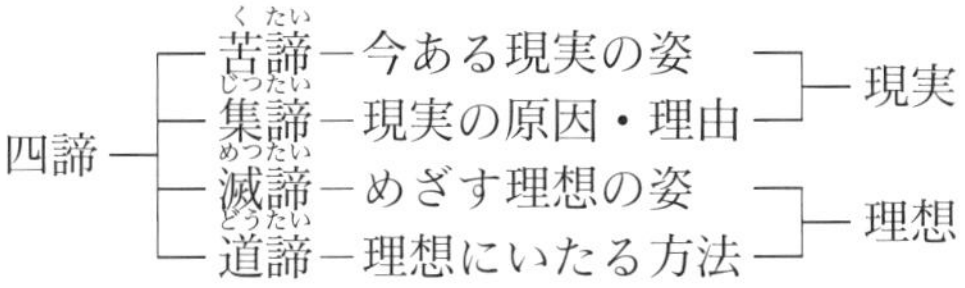

図2　四諦と看護方法（看護過程）

四諦
- 苦諦－生老病死に伴う苦の観察（情報の収集）
- 集諦－苦の因と縁の究明（情報の解釈）
- 滅諦－理想的な状態の明確化（目標の設定）
- 道諦－理想的な状態にいたるための具体的な看護の方法（方法の選択）

を回復するための方法としてとらえることができるであろう。

では、この「四諦」を看護実践の方法に当てはめて考えてみてみよう。まず、苦諦は看護を必要としている人間の「生老病死」の姿やそれに伴う「苦」（不健康状態・状況）そのものと考えられる。つまり、苦諦は対象のさまざまな状態や状況をありのままに観察して、その苦（不健康状態・状況）や問題を明らかにするための情報収集の段階であると考えられる。

集諦は、観察され、収集されたさまざまな苦の状態・状況が、どのような原因や条件から引き起こされているのかを明らかにしながら、このまま手立てが講じられなければ、どのような状態や結果を招くことになるのか、そのためにはどのような対応・援助が必要なのかについて判断することである。

そして、滅諦は対象の理想的な状態はどのようなものなのか、その人にとってのめざすべき望ましい健康状態とはどのような状態なのかを明らかにすることであると考えることができる。つまり、滅諦はめざすべき看護の目標となるものである。

最後の道諦は、対象がめざすべき理想的な姿・状態にいたるための具体的な看護の方法の選択に相当する。つまり、具体的・実際的な看護の行動計画と考えてもいいであろう。このように「四諦の教え」は、看護を実践していくうえでの看護の道筋を示してくれるものになり得る。

四諦の教えを看護の方法に当てはめて構造化してみると図2のようになるが、この図からも分かるように、この教えは看護の方法論の基本にすえることができるように思われる。

❖四正勤《ししょうごん》の教えと看護の方法

仏教看護の方法論を考えるうえで基本となる教えの二つめとして「四正勤の教え」を取り上げたい。仏典のなかには「四正勤」について次のように記されている。

四正勤《ししょうごん》とは次の四つである。
これから起ころうとする悪は、起こらない先に防ぐ。
すでに起こった悪は、断ち切る。
これから起ころうとする善は、起こるようにしむける。
すでに起こった善は、いよいよ大きくなるように育てる。
この四つを努めることである[1]

「正勤」とは、正しい努力、悟りへの道において、それを妨げる悪を断ち、それを進める善を起こすように励むことの意があり、正勤には四つの区分がある。それが「四正勤」といい習わされており、①すでに起こっている悪を断つ努力、②いまだ生じていない悪は、これを起こさない努力、③いまだ生じていない善を起こす努力、④すでに起こっている善は、これを大きくする努力の四つである。[2] 先の引用文の「悪」という言葉を「健康上の問題状況」にいい改め、「善」を「理想的な健康状態」に読み替えるならば、看護を実践していくうえでの「方法論」の目的としてとらえられるのではないかと思う。つまり、次のように読み替えたい。

「看護の方法」においてめざすべきことは次の四つである。

これから起ころうとする「健康上の問題状況」（悪）は、起こらない先に防ぐ。
すでに起こった「健康上の問題状況」（悪）は、断ち切る。
これから起ころうとする「理想的な健康状態」（善）は、起こるようにしむける。
すでに起こった「理想的な健康状態」（善）は、いよいよ大きくなるように育てる。
看護実践の方法においては、この四つを努めることである。

このことは、看護者として看護を実践していくうえで、極めて基本的な事がらであり、正しい努力の方向性を示していると考えられる。また、この教えには看護の目的でもある「健康の保持・増進」「疾病の予防」「疾病の早期発見」「病気からの回復」「リハビリテーション」の概念も包含されているように思われる。

❖七覚支《しちかくし》の教えと看護の方法

方法論を考えるうえでの基本となる教えの三つめとして「七覚支の教え」を取り上げたい。経典『大パリニッバーナ経』の中に、次のような教えが記されている。

「修行僧たちよ。また修行僧たちが、未来の世に、〈よく思いをこらす〉さとりのことがらを修し、〈よく法をえらび分ける〉さとりのことがらを修し、〈よく努力する〉さとりのことがらを修し、〈よく喜びに満ち足りる〉さとりのことがらを修し、〈心身が軽やかになる〉さとりのことがらを修し、〈精神統一〉というさとりのことがらを修し、〈心の平静安定〉というさとりのことがらを修すならば、その間は、修行僧たちに繁栄が期待され、衰亡は無いであろう」

「修行僧たちよ。この七つの〈衰亡を来たさざる法〉が修行僧たちのうちに存在し、また修行僧たちが、この七つの〈衰亡を来たさざる法〉をまもっていることが見られる間は、修行僧らよ、修行僧たちに繁栄が期待され、衰亡は無いであろう[3)]」

「七覚支の教え」の「覚」とは悟りの智慧を意味し、ここに示されている七種の法は悟りの智慧を助けるから「覚支」というようである。この「七覚支の教え」も、看護の方法論を構築していくうえで参考になるように思われる。つまり、この教えの全体がいわゆる看護を実践していくうえでの大切な要素を示していると考えられる。「修行僧たち」という言葉に、看護の「主体」となる看護者やその「対象」を重ねて考えるならば、これらの要素は、両者に当てはめて考えることができるように思われる。

〈よく思いをこらす〉〈よく法をえらび分ける〉

まず、〈よく思いをこらす〉とは、対象の生命の「生老病死」に伴うさまざまな「苦」の状態・状況をありのままに観察して、情報を収集をすることに相当すると考えられる。そして、それら収集したさまざまな情報を分析したり、判断して、「苦」の原因や条件を明らかにし、理想的な状態にいたるためにはどうあらねばならないかを明確にしていくことが〈よく法をえらび分ける〉ということになるように思われる。この場合、看護者には看護に必要な専門的知識・技術という下支えがなければ必要な情報を収集したり、その情報から看護の必要性を判断し、その方法を選択できないことはいうまでもない。

〈よく努力する〉

三つめの〈よく努力する〉とは、看護を実践していくうえでの看護者の態度に重ねて考えることができる。看護者が、対象に対してよりよい看護を提供するためには、常に新しい専門的知識・技術を追及する態度が必要であり、そのためにはたゆまぬ努力が求められる。看護の専門家としてのたゆまぬ努力は、時々刻々と変化していく対象の微妙な健康状態の変調・変化を見逃さないためにも重要である。

また、よく努力する態度は、看護者のみならず、看護の対象にも求められることである。対象もまた、自身の不健康の原因や条件が自覚できたならば、より望ましい理想的な健康状態をめざして、そこにいたるために努力することが必要になってくるであろう。

〈よく喜びに満ち足りる〉

四つめの〈よく喜びに満ち足りる〉とは、看護を学び実践することに生き甲斐と喜びが感じられ、他者の喜びを自身の喜びとできるかどうかということではないかと思われる。仏教の教えに「四無量心―慈悲喜捨―」があるが、この教えにみられる心の状態に共通するものがあるように思われる。つまり、看護を実践してゆくうえで、相手の苦の状態を見て、何とか楽な状態にしようと働きかけ、相手が楽になったことを妬まずに心から喜べるような態度の大切さが示されているように思う。ただ単に、方法論としての看護を実践するというだけではなく、看護の過程そのものに、相手との関係の中に「喜び」が伴うのであれば、看護という仕事は何と素敵な仕事であろうか。

〈心身が軽やかになる〉

さらに、五つめの〈心身が軽やかになる〉とは、患者や看護者の望ましい健康状態をさしていると考えられる。「軽やかである」ということには、柔軟心、適応性、安穏とした態度や状態が含まれている。看護者自らも、このような状態や態度を保持して看護を実践していくならば、相手の喜びをともに喜び、自己同一視できる力も自然と育まれるように思われる。

「癒し」という言葉には、「心のしこりがとれて身体からくりぬいたように抜けていく」という意味合いがあるが、看護実践を通して、患者が「病い」に伴うあらゆる苦痛や苦悩を乗り越え、それらから解放され「心身が軽やかになる」ように働きかけることは、看護の目的ともいえるであろう。そのためにも、看護者自らが「心身の癒し」に関心を払い、「癒しの人間関係」を大切にすることが必要であろう。癒しの人間関係とは、患者・看護者の双方がその関わりにおいて「心身が軽やかになる」ことをめざすものである。

〈精神統一〉

六つめの〈精神統一〉とは、ある種の集中力をさしていると思われる。看護を実践するうえにおいても、看護者の心がいろいろなことに散乱（煩悩のために心が乱れて不安定であること）しているようでは観察や正しい判断もできないであろう。看護者には対象への関心と同時に、この集中力が求められているように思う。そして集中力の第一歩は「看護」が好きであるということではないかと思う。また、看護者自身にさまざまな悩みや迷いがない状態で、心が安定していないと看護という行為に集中できないようにも思われる。

〈心の平静安定〉

そして最後の〈心の平静安定〉とは、心が一方にかたよらないで平等に保たれ平均していることであり、常に情緒が安定していることではないかと思われる。このことは、すでに述べてきた「四無量心―慈悲喜捨―」「四摂事」の教えにも共通するものである。よりよい看護を実践していくためには、対象との人間関係は重要な要素である。仏教は、相手とのよりよい人間関係を保つためには「どの対象に対しても、平等に利すること」「相手と同じ立場に立つこと」が大切であることを教えている。看護者と患者が上下関係のない対等の立場にあらねばならないことはいうまでもない。

また仏教は、看護の対象がどのような人であれ、どのような場面であれ、心動揺することなく、怨念や親しみを捨てて平等に利する態度の大切さを教えている。看護を実践していくうえで、周囲の状況や感情に流されない看護者の「静かな立ち居振る舞い」も大切な要素となるだろう。このような心の状態を「平静安定な心」ということができる。

このように「七覚支の教え」からも、看護の方法論を考えるうえでのさまざまな示唆を受けることができる。

❖八正道《はっしょうどう》にみる看護の方法

仏教看護の方法論を考えるうえで、基本となる四つめの教えが「八正道の教え」である。これは先に述べた「四諦の教え」の中の「道諦」の内容を構成しているものである。つまり、苦しみを消滅させる方法が道諦であり、それが八つの正しい実践徳目としてあげられている。

「苦」と感じられる病気があれば、その病気を治すためにはどうすればいいのか、その方法に当たるものが「道」である。そしてその八つの実践徳目が①正見《しょうけん》（正しい見解）、②正思《しょうし》（正しい思惟）、③正語《しょうご》（正しい言葉）、④正業《しょうごう》（正しい行い）、⑤正命《しょうみょう》（正しい生活）、⑥正精進《しょうしょうじん》（正しい努力）、⑦正念《しょうねん》（正しい心の落着き）、⑧正定《しょうじょう》（正しい精神統一）である。

この「八正道」は看護される者にとっても、する者にとっても大切な教えとなるであろう。なぜならば、八正道は病人であれ健康人であれ、生命の「生老病死」に伴う「苦」を滅するための方法であり、この八つの実践徳目を行ずれば苦しみを消滅させることにつながると考えられるからである。この八正道は、個々人の理想的な状態にいたるための具体的な看護の方法の基本となるものであり、そこからその人にとっての正しい生活のあり方や正しい努力の内容や方法を考えることにつながっていくものと考えられる。

「八正道」は、病人が健康生活を獲得していくための方法論のみならず、看護者の看護実践にも方向性を与え、さらには、看護者自らが理想的な健康生活を維持していくための方法論としても有効なものとなるであろう。ところで、ここでいう「正しさ」の基準とは「仏の心、仏の教え」をさしている。八つの徳目のそれぞれ内容を整理しておきたい。

〈正見〉

「正見」とは正しいものの見方をすること、正しい見解を持つことをいう。特に看護者には、目的をもって、能動的に、私心を入れないで正しく見ていくこと（観察）が求められる。つまり、看護の専門的知識や仏教の教えに照らした目で、看護の対象やその家族のさまざまな苦しみの現実、状態、状況をありのままに、かつ意識的、積極的に観察していくことであり、このことが正見に相当すると考えられる。少なくとも看護者は、患者やその家族を「どのように観察したか」という点において、責任を問われるであろう。

また「正しいものの見方」（観察）をしていくためには、先に取り上げた四つの真理（四諦）を明らかにして、原因・結果の道理を信じ、誤った見方をしないことも大切である。さらに、人を正しく見ていくためには、自分自身を正しく見ることも求められる。そのためにも、相手の立場から物事を見てみる訓練が必要であるとともに、科学的視点のみならず仏教の教えから導かれる「人間」「生命」「環境」

「健康」「病気」などについてのとらえ方や視点にも関心を払うことが必要になってくるであろう。

〈正思〉

次に、「正思」は正しく思惟し、意志する作用であり、心の中のあり方を考えていくことである。仏典には「正しい考え方とは、欲にふけらず、貪《むさぼ》らず、瞋《いか》らず、害《そこ》なう心のないこと[4]」と記されているが、「正思」の基準となるものは何なのだろうか。一つには、看護者として、正しい専門的知識・技術をもって、対象の健康問題をとらえ、判断することではないかと思われる。このことは専門家としての責任を果たすうえでも、大切なことである。

二つには、人として自ら欲にふけらず、心のなかに貪り・瞋り・愚痴などの悪い想念を抱かず、慢心することのない心で看護を学び実践していくことではないかと考えられる。正しい考え方をしていくためには、仏教の教えに照らして物事を見つめ、考えていくことが大切であり、また、常に正しい専門的知識・技術を獲得していくためには自助努力の姿勢も求められることであろう。

〈正語〉

三つめの「正語」は正しい言葉の使用である。正しい言葉とは、言葉で他人を傷つける悪口《あっく》、偽りをいう妄語《もうご》、意味のない無益なおしゃべりである綺語《きご》、他人の仲を裂くような二枚舌（両舌）を離れることである。看護を実践していくうえでコミュニケーションは必須のものであるが、正語は、特に言語的コミュニケーションを図るうえで大切な要素となるであろう。

また、対象とのよりよい人間関係、信頼関係を築くうえでも、言葉の影響力は大きいといえよう。したがって、看護者は、自分の語っていることが相手にどのような影響を与えているのか、必要なことを正しく伝えられているのか、相手の理解につながる言葉を使っているか、療養意欲につながるような言葉がけができているかなどを自ら点検しつつ、言葉が看護実践によい効果をもたらすように努力することが求められる。

〈正業〉

四つめの「正業」とは正しい業、行為、仕事を意味し、現代でいうならば法律・道徳・倫理にはずれるような行いをしないことを意味するものと考えられる。このことは看護倫理、職業倫理にも関係してくることであろう。

看護の視点で「正しい仕事」というものを考えてみるならば、看護の専門家というに値する看護を提供できているかどうかということ、看護者自らが看護の仕事に意味を見い出し、自己の力を発揮できているかどうかということ、よりよい看護を提供するために研究的態度を有し、実践しているかどうかということ、常に対象のプライバシーを尊重した看護を実践しているかどうかということなどが問われてくるのではないか思う。

このような視点に立った専門家としての自己点検と反省が、望ましい社会的評価と看護学の発展にもつながっていくのではないかと考える。

〈正命〉

五つめの「正命」とは正しく生活をすることをいう。「正命」の「命」とは生活のことをいう。つまり、人として恥ずべき生活、生き方を避けることである。言葉を換えれば、規則正しい生活、正思・正語・正業の調和のとれた生活を意味している。看護を実践していくうえで、看護者自らが健康的な生活習慣を確立していることは大切な要素といえるだろう。

また、先の「正業」の場合は大きな意味での仕事の仕方やあり様が問われているように思われるが、「正命」の場合は、日々、患者の日常生活に対して効果的に援助していくことや看護者自らがどのように仕事をしていくか、自分の日常生活をどのように整えていくかということが問われているのではないかと考えられる。

〈正精進〉

そして六つめの「正精進」とは正しいことに向かって怠ることなく努力することをいう。つまり、正しく仏法真理を学びながら悪から遠ざかり、善の種をまくように努力をすることであるといってもいいのかもしれない。

また、看護者が対象に対してよりよい看護を実践していくためには、日々研鑽するとともに、新しい専門的知識・技術を身に付け、自らが豊かな教養と人間性を備えられるような努力が必要であるように思われる。このような態度こそが「正精進」といえるだろう。

〈正念〉

七つめの「正念」とは、正しく念ずることであるが、言葉を換えれば、正しく思慮深い心を保つことであると考えられる。自らの生活や仕事に対して責任を持ち、望ましい理想像を描きながら、その念《おも》いの方向性を定めて保ち続けていくことを意味していると思われる。

念という字には、対象に向かって心を集中していくという意味合いがあるが、看護を実践していくうえでも、心を集中して対象をとらえ、対象がめざすべき正しい目標を設定し、その方向に向かって行動が起こせるようにしていくことは重要である。

〈正定〉

そして最後の「正定」とは、常に心を正しく静めて精神や心の安定、統一をはかることである。これは宗教の根本にも関わるような事がらであるが、宗教に直接に関わっていない人であっても、日々正しい精神統一の時間を持ちながら、心の安らぎを得ていくことは、健康的な生活を維持するうえでも、また、よい看護を実践していくうえでも大切なことであるといえるだろう。

特に看護者には、自己を客観視したり、常に情緒的安定を保っていることはとても大切な要素であると考えられるが、「正定」はこのような態度とも重なるものではないかと考えられる。

この八正道は健康生活の保持・増進、疾病からの回復のみならず、人が人として正しく人生を生きるための「智慧」や行為そのものとしても考えることができる。人生が苦しみであるということを知り、その原因を知ったならば、人はおそらくそれらの「苦」を取り除きたいと願うことであろう。このような「苦しみ」を滅するための方法が八正道であるとするならば、生命の「生老病死」の苦しみに向き合っている人々への「看護過程」を展開していくうえでも、この「道」はなくてはならない方法論として考えられる。

（2）看護の方法論としての看護過程

❖いわゆる看護過程・看護診断とは

アメリカで『看護過程（The Nursing Process）』という初版本が出版されたのは、一九六七年のことである。その後、一九七三年に第二版が出版され、この頃から『看護過程』という表題の出版物が数多くなり、その発展とともに「看護診断」という用語も徐々に看護の文献の中で使われるようになった。すでに一部の人の間では、一九五〇年代に看護診断という言葉が使用されていたようであるが、臨床で使われ始めたのは一九七〇年代からのようであり、一九七二年にはニューヨーク州「看護婦業務法」の中で、専門看護業務を診断と治療という言葉で定義している。この考え方は「アメリカ看護婦協会」の社会政策声明の中での「看護の定義」にも受け継がれ、看護とは看護診断することであることが示されている。

日本看護科学学会・看護学術用語検討委員会では「看護過程とは、看護の知識体系と経験にもとづいて、対象の看護上の問題を明確にし、計画的に看護を実施・評価する系統的・組織的な活動である[5]」と定義している。

「看護過程」という用語は「nursing process」の日本語訳であり、一般には、看護を実践していくプロセスを看護過程と呼んでいる。日本語でいう「過程」という言葉は、物事が変化して、ある結果に達するまでの進行の道筋を意味する言葉である。英語の process も終着点に向かって、前進し続ける活動や筋道という意味が含まれている。したがって、看護過程とは、看護の目的遂行のための道筋であり、看護実践の方法論であると考えられる。言葉を換えれば、対象がめざすべき具体的な目標に向かって、対象の状況を変化させるために用いられる方法であるといえるだろう。

物事が移り変わっていく過程には、いろいろな原因や条件が関与しており、ときには自然に、ある時には人為的に変化していく。看護過程における「過程」は、ある目的に向かって、意図的、系統的、組織的、知的かつ科学的に行われ、進められていく要素が大きいと考えられる。

看護は、このような考え方のもとに一連の過程にそって行われる活動であり、一般的にはアセスメント、問題の明確化、計画、実施、評価の五つのステップで考えられることが多い。アセスメントとは、看護の対象についての現在やそれまでの情報を収集し、対象の状態・状況を把握し、認識することであり、看護診断とはそのアセスメントの結論であると考えられる。つまり、情報を解釈し、問題を予測・確認・明確化した結果の内容と考えていいであろう。この看護過程は問題解決のステップとして、日本においても諸外国においても広く取り入れられていると考えられる。

❖看護理論と看護過程

「看護過程」は看護実践の方法論であり、看護の目的を具現するためのものであって、看護の考え方、つまり看護の「概念」あるいは「理論」と切り離して考えることはできない。一般的には、看護過程は問題解決過程を基本に置いており、現実に生じている健康上の問題を科学的、系統的、合理的に解決するために構成された一つの方法であると考えられている。

このような問題解決のプロセスは、先にも述べたように一般的にはアセスメント、問題の明確化、計画、実施、評価というステップを踏むことになる。しかし、一連の進め方が同じであったとしても、看護者がどのような「看護論」もしくは「看護理論」に依拠して、看護を実践しようとしているのかによって、その方法論の実際や具体的なプロセスが少し異なってくると考えられる。

つまり、その看護理論が、どのような看護の経験的根拠を活用し、どのような前提の下に、どのような人間観、健康観、環境観などを基本にすえ、どのような理論上の主張によって構築された理論であるかによって、方法論としてのプロセスや行動計画の表現、内容に差異が認められることがあり得るということである。

たとえば、アメリカ看護婦協会は「看護とは、現にある、あるいはこれから起こるであろう健康問題に対する人間の反応を診断し、かつそれに対処することである」と定義しており、[6] 看護介入の焦点となる人間の反応パターンを分類した看護診断分類法を基にして、看護診断を行っている。このように、看護過程にはそれぞれの看護理論に基づく特色ある一連の過程があるものと考えられ、当然、仏教看護の方法論としての「看護過程」にも、仏教看護の概念が反映されることになるであろう。

（3）仏教看護方法論の基本的な考え方

❖看護過程における問題とは

一般的に、看護過程は看護を科学的に実践する方法であり、その看護過程は「問題解決過程」「問題解決法」としてとらえられている。つまり、看護上の問題解決の方法であり、問題解決に向けて進みゆく段階であると考えられる。ナイチンゲールの看護論について論じた本の中に次のような記述がある。それは、「人間の幸福の条件は自己を活かし、健康に生きることにあるというものの見方から出発しています。すなわち、ナイチンゲールは〈健康〉というテーマこそ、すべての人が追及しなければならない最高の価値であると考えていたのです」[7] というものである。

ナイチンゲールが本当にこのような健康観をもっていたのかどうかは別としても、現代においては、このような健康観を基本とした「看護過程」のとらえ方は比較的多いのではないだろうか。

つまり、看護過程における問題とは、人間が健康的な生活を送るうえで支障をきたすような問題であり、どちらかというと「困った事がら、厄介なこと」と考えられる。そして、その問題に対しては、看護の専門家が主体的、計画的に対象に働きかけ、解決していく事がらであり、看護実践によって解決していく問題を「問題」とみているように思われる。

ところで、「問題解決過程」という考え方はアメリカから入ってきたものであり、ここでいう問題とはproblemのことであり、小学館の『ランダムハウス』英和大辞典には、problemは（疑問・不確実性・困難性のある）問題、（解決・議論すべき）問題、課題などの意味とある。角川書店の『類語新辞典』では、「取り上げて、討議・研究、あるいは解決すべき事柄」を「問題」としている。このように「問題」とは、はっきりと解決されることが要求される問題であり、裏返せば、その問題を解決することによって期待される状況に達することができるものと考えられる。「看護過程」における問題も、めざすべき看護の最終目標に向かううえでのその人の現時点の問題状況であり、立ちはだかっている障壁ととらえてもいいであろう。

❖仏教看護における問題のとらえ方

では、仏教看護における方法論としての「看護過程」においても、対象の「苦」を「問題」としてとらえられるのだろうか。

仏教では人間がこの世に生を受けるということは、すでにその生の中に「生老病死」の苦を包含しており、常に苦苦（そのもの自体が肉体的・精神的苦痛として感じられる苦しみ）、壊苦（楽もその壊れる時は苦となるという考え方が基本にあり、今まで保っていた状態が壊れてしまうことへの精神的苦痛をさす場合が多い）、行苦（現象世界はすべて無常であり消滅変化を免れ得ないから苦であるという考え方）などの「苦」をはらんだ存在であり、生そのものが根底的苦を基にすえているという人間観がある。

仏教看護においては、人間がこのような真実に気付かないで生きており、生活していること自体が、むしろ問題であり、それは人間存在にとっての根本的な問題であると考えられる。したがって、人がそれらの問題や課題に気付いた時点においては、根底的「苦」の様相は変わってくるだろうし、場合によっては、問題ではなくなることもあり得る。

仏教看護における「看護過程」では、このような考え方を基本にすえたうえで、仏教看護の目的を達成するための手段、手立てとして看護過程をとらえておきたい。したがって、仏教看護における看護過程においては、「問題」という言葉の意味を、単に健康生活を送るうえでの「困った事がら、厄介なこと、障壁となっていること」のみならず、「人間とはいかなる存在なのか、いかに生きるべきなのか」という人生の根本課題までも視野に入れたうえでの「問題解決過程」に関与していくものとして位置づけたいと思う。

先にも述べたように、仏教看護の方法論としての看護過程は、仏教看護の概念を基本にして展開される。本章の冒頭に記したように、仏教看護は「人間自らがその苦を引き起こしている原因や条件に気付くような方法」で展開され、「その苦を滅するための正しい方法を行じること」によって、対象がめざすべき理想の姿に気付き、いたることができるものと考えられる。そして、その過程において、看護される者、する者がともに人間として成熟することを目的としている。

看護は人の生命の誕生前から死後までも視野に入れた関わりである。よって、看護過程というプロセスの中で、看護される者もする者も、ともに人生の根本課題に対峙させられるであろうし、そのことがひいては人としての成熟にも結び付いていくものと考えられる。

そして、仏教看護では、その人が「生老病死」のどの過程にあろうとも、どのような健康状態・状況に置かれていようとも、今、ここに生かされ、生きている事の意味と自覚と実感こそが追及されるべき事がらであると考える。それは単に、対象の健康問題に留まらず、人間の「生老病死」に伴う根本的課題を起点として、人生の意味を明らかにし、人間としていかにあるべきか、いかに生きるべきかという課題までも見すえて、その人の生活過程に関わっていこうとするものである。ここに、仏教看護たる所以がある。

❖仏教看護の方法論における「苦」のとらえ方

病いとしての「苦」、病いに伴う「苦」については、第3章で取り上げたが、ここでは、仏教看護の方法論における「苦」について、もう一度、取り上げておきたい。日常で体験する「苦」は、「くるしみ、くるしい、くるしさ」などの言葉で表現されると考えられるが、たとえば「苦しい」という言葉を国語辞典で引いてみると「①痛みや圧迫感で、肉体的にがまんができない、②悩み・せつなさ・かなしさ・後悔などで、心が痛んでつらい、③物や金銭のやりくりが思うようにならない、④無理を承知で、あることをするさま、⑤差し支えがある。都合が悪い、⑥快くない、しにくい、⑦不愉快になりおもしろくない[8)]」とある。つまり「苦」という概念には、一般的に生理的、身体的、精神的、社会的など、さまざまな側面からみた内容が含まれていると考えられる。

岩波書店の『仏教辞典』には、苦は阿毘達磨（アビダルマ）、文献によれば〈逼悩《ひつのう》〉の義と定義され、〈圧迫して悩ます〉という意であり、この苦には二つの用法があると記されている。一つは楽や不苦不楽に対する苦であり、他は〈一切皆苦〉といわれる時の苦である。前者は日常的感覚における苦受であり、肉体的な身苦（苦）と精神的な心苦（憂）に分けられることもある。しかしながら、肉体的精神的苦痛が苦であることはいうまでもないが、楽もその壊れる時には苦となり、不苦不楽もすべては無常であって生滅変化を免れえないから苦であるとされ、これを苦苦・壊苦・行苦の三苦という。すなわち苦でないものはないわけで、一切皆苦というのはこの意であるとされている。[9]

また、仏教学者中村元博士は、苦しみの本質について次のように述べている。つまり「苦しみの本質的なものは何であろうか。苦しみの本質に関する説明は、原始仏教の聖典のうちには、何も述べられていない。そこでわれわれが考察してみると、一般的に『苦しみ』という場合には、それは『自己の欲するがままにならぬこと』『自己の希望に副わぬこと』をいうのであって必ずしも生理的な苦痛、あるいは心理的な苦悩のみを意味しているのではない」[10]としている。

仏教においては、私たちがとらわれていて、自由にならない境地そのものを「苦しみ」というのであれば、「苦しみ」とは、感覚的、生理的、精神的、心理的、社会的、実存的な苦痛・苦悩をも意味し得る「概念」であると考えられる。そして、看護過程において、これらの「苦しみ」を「問題」としてとらえることには、何ら〝問題〟がないものと考える。

❖仏教看護の方法論としての看護過程の特色

〈誰もその人には成り代わり得ない存在としての対象〉

いわゆる「看護過程」が他の「問題解決過程」と異なる点があるとすれば、その対象が人間であり、誰もその人には成り代わり得ない固有の存在としての「人間」であるという点ではないかと思う。このことは看護の対象のみならず、看護の主体である看護者とて同様である。この両者の人間関係において展開されるところに「看護過程」の特色があり、仏教看護における看護過程も同様であると考えたい。

さらに大切なことは、看護の対象も主体も、「心」をもった存在であるという点である。心は人間の理性・知識・感情・意志などのはたらきの「もと」になるものであり、はたらきそのものである。人は相手には成り代わり得ない存在であるがゆえに、自分以外の人間の心の動き、感情、思いを「正確」に把握し、その気持ちを相手と「同じように」理解し、判断することは到底できないものと考えられる。

ミルトン・メイヤロフは、「自分以外の人格をケアするには、私はその人とその人の世界を、まるで自分がその人になったように理解できなければならない。私は、その人の世界がその人にとってどのようなものであるか、その人は自分自身に関してどのような見方をしているかを、いわば、その人の目でもって見てとることができなければならない」[11]としている。確かに、同じような苦しみを体験した者同士であれば、かなり、相手の気持ちに近付くことができるのかもしれない。しかし、そうでない場合には、「その人とその人の世界を、まるで自分がその人になったように理解する」ことなど到底できないように思われる。

したがって、看護者も対象の気持ちを正確に把握し、理解・判断できるなどということはむしろあり得ないことを前提として、「看護過程」を展開する謙虚さが必要ではないかと思う。しかし、その人と同じようには分かり得ない存在であるがゆえに、どこまでも相手を分かろうと努力することは大事であろう。まずは、これらのことを自覚したうえで、「看護過程」を一つの道具、手段として使うことが大切ではないかと考える。

「看護過程」は看護上の問題を解決へと導く有効な方法・手段であり、過程そのものであることには違いないが、看護過程を用いれば、完全に看護の目的を達成できるとは断言しかねるところに、看護の難しさがあることも認識しておきたい。

〈対象が看護過程に参画することの大切さ〉

仏教看護における「看護過程」では、常に対象が看護過程に参画する姿勢を基本にしている。対象は看護の専門家ではないが、看護される者が自分の健康上の問題の原因や条件を自覚し、自分に行われる看護の目的・方法を知り、それらを受け入れ、評価にも主体的に参画してこそ「看護過程」の意義があるものと考える。もちろん、対象の疾患の種類、程度、病状、予後、年齢など、さまざまな状況や条件によっては、一時的、一方的に専門家の診断や判断のもとに看護が優先される場合もあるだろう。しかし、基本的にはその人自身が自分の身に起こっている現実、事実、真実を認識・自覚したうえで看護を受け入れていくことが大切である。

また、看護過程は患者の入院時に始まり、退院時まで続くものであり、時には退院後の継続ケアにまでも及ぶ過程である。したがって、まずは看護を受ける対象自身が現実を認識し、積極的に看護過程に参画しなければ、望ましい結果に到達しなかったり、よくなって退院できたとしても入院前と同様の事態を招くことがあるかもしれない。

〈望ましい結果〉の大前提となるものは仏教看護の目的に相当するが、対象はそれぞれに異なる健康障害、背景、状況、条件などを抱えている。したがって、大前提となる目的は一つであっても、個々人がめざすべき目的・目標は異なってくる。したがって、看護過程はそのような個々人に対する個別的・具体的な看護の行動計画を導いてくれるものでなければならないことはいうまでもない。

〈人生の根本課題までも視野に入れた問題解決過程として〉

日本語でいう「過程」という言葉には「物事が変化し進行して、ある結果に達するまでの道筋」とある。また英語の process にも終着点に向かって、前進し続ける活動や筋道という意味が含まれている。

仏教では人間存在を含め、つくられたものはすべて、一瞬たりとも同一のままではありえず、あらゆる現象は変化してやむことがないことを「諸行無常」という。仏教看護もこの理法の中にあって、あらゆることが変化する過程において、〈ある望ましい結果〉を予測し、それをめざしながらそこに到達できるように、主体的、意図的に取り組まれる「過程」である。

仏教看護では、人生の根本課題である「生老病死」を視野に入れた問題解決過程を志向している。したがって、看護過程が単なる知的で科学的、かつ合理的な方法にとどまらないところに特徴がある。つまり、その人の生き方や価値観をも包含し、その人の人生や一生涯にまで影響を与え得る「過程」になるかもしれないという点である。しかし、このような問題に対しては、第三者である看護者が一方的に患者の問題を判断し、解決に導くなどということは到底できないことのようにも思われる。

しかし、看護者として大切なことは、看護者自らが人生の根本課題である「生老病死」にきちんと向き合うことである。人事ではなく、自分の問題として受け止めようとするならば、看護過程における患者やその家族の「生老病死」に伴うさまざまな「問題」「苦」に伴う情報を収集し、それらを判断することができるのではないかと考える。あるいは問題状況によっては、しかるべき相談者、援助者に介入してもらえるように働きかけることも可能になるであろう。

2 仏教看護と看護過程

（1）仏教看護の方法論としての看護過程

看護における「問題解決過程」には一連のステップないしは段階がある。仏教看護における看護過程では、その段階区分を六段階に構成した。この六段階の考え方の基本には、仏教の「四諦の教え」がある。この「四諦の教え」と看護過程の構造についていては、すでに解説してきたが、「苦・集・滅・道」の四つの段階に、「実践」と「評価」を加えて六段階とした。

基本的には、一般に取り入れられている看護過程の流れと変わるものではない。ただし、看護過程のステップにおける問題の明確化に相当する「看護診断」については、その言葉を用いていない。つまり、看護過程のアセスメントの結論としての「看護診断」は導入しない考え方で位置づけている。

看護過程の六段階とは、第一段階（情報の収集）、第二段階（情報の解釈）、第三段階（目標の設定）、第四段階（方法の選択）、第五段階（看護の実践）、第六段階（看護の評価）の六つである。それぞれに四諦の教えを当てはめて考えると次のようになる。またこの六段階の構成をさらに図式化したものが図3である。

〈看護過程の六段階〉

第一段階：情報の収集（苦諦：生老病死に伴う苦の観察）

第二段階：情報の解釈（集諦：苦の因と縁の究明）

第三段階：目標の設定（滅諦：理想的な状態の明確化）
第四段階：方法の選択（道諦：理想的な状態にいたるための具体的な看護の方法の選択）
第五段階：看護の実践（道諦：理想的な状態にいたるための具体的な看護の方法の実践）
第六段階：看護の評価（理想的な状態にいたったかどうかの評価）

❖看護過程の第一段階

第一段階は、看護を実践するに当たり必要な情報を収集する段階である。「七覚支の教え」にもあるように、第一段階は〈よく思いをこらして〉対象の「生老病死」に伴うさまざまな苦や健康状態・状況のありのままを観察する段階である。観察は、その対象の問題や課題の明確化に影響するものであり、観察がきちんとできなければ看護の第一歩は始まらない。観察ができてこそ〈よく法をえらび分ける〉という次の段階につながっていく。もちろん、看護実践のすべての過程において観察が重要であることはいうまでもないが、ここでは、最初に系統的に情報を収集する段階である。

仏教看護の看護過程における観察の視点については、仏教の人間観・健康観・病い観・環境観、仏教看護の考え方、さらには仏教における苦のとらえ方などが基本となるが、具体的には次のような観察項目にそって情報収集を行う。

①対象の生老病死に伴う「苦」「問題」を判断するための情報収集の視点

対象の生老病死に伴う苦や問題を判断するための情報収集の基本となるものは、まず対象の発達段階・病気の種類や程度である。具体的には対象の年齢、性別、診断名、病状、既往歴、治療方針、今後の見通し、病気や健康に対する患者や家族の考え方・受け止め方、人生観、生死観、価値観、信仰の有

図3　看護過程の6段階

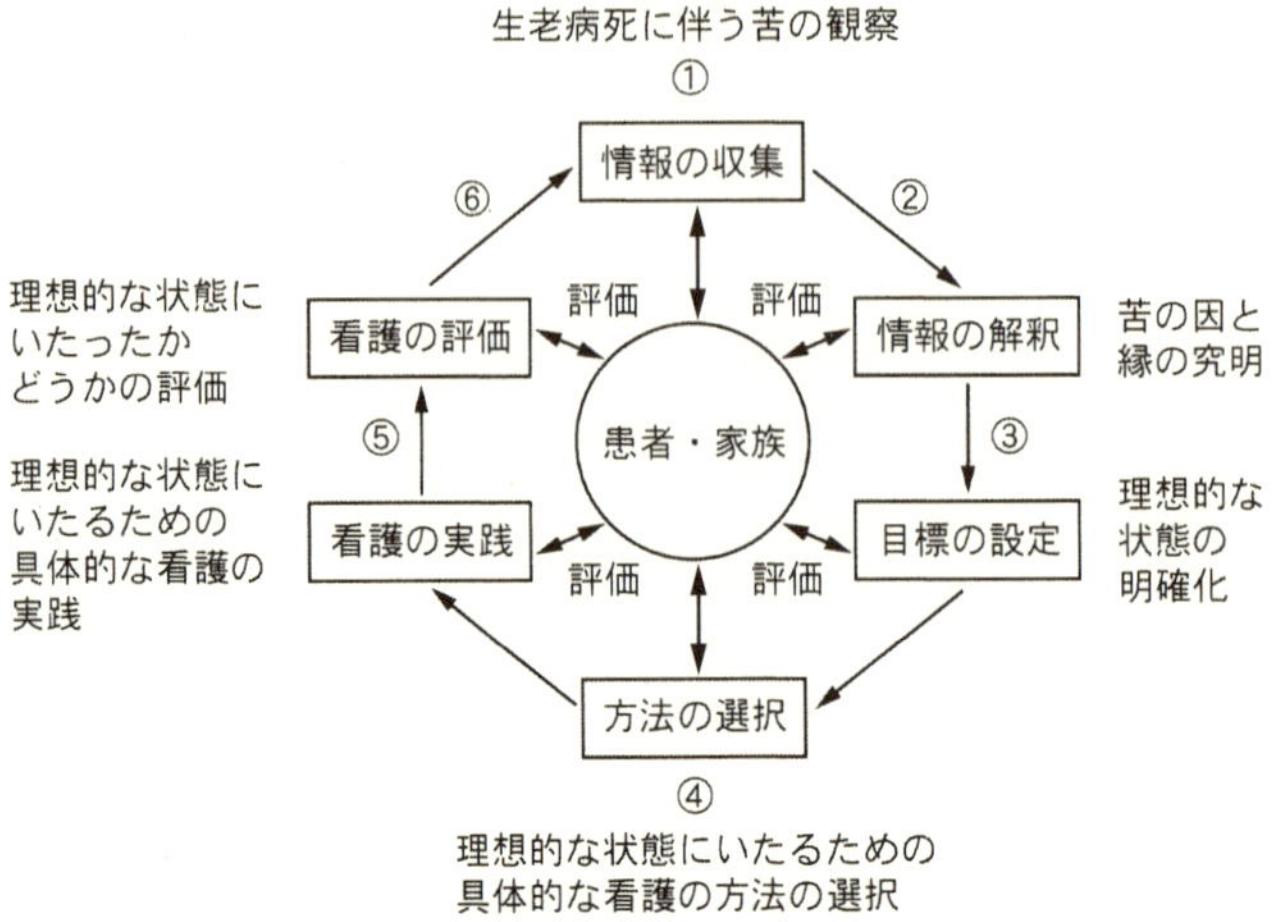

無などに関する情報をありのままに収集する。

②対象の基本的欲求に伴う側面、身体的側面、内的側面、社会的側面、生活面からみた「苦」「問題」を判断するうえでの情報収集の視点

ここでは、五つの側面からみた対象の状態を、患者側、医療者・看護者側の双方の視点でとらえ、観察したありのままを情報としてあげる。患者側からの情報とは、おもに患者側の主観的なものであり、どちらかといえば訴え、快・不快、苦痛、苦悩などを伴う反応をさしている。また、医療者・看護者側の視点でみた情報とは、観察・測定し得る客観的な情報であり、患者の「反応・変化・変調」のすべてをさしている。ここでいう「反応」とは、病気に伴うあらゆる刺激に応じて起きる対象の動作・行動のすべてであり、「変化・変調」とは、病気に伴う対象のある状態・状況の変化・変調のすべてである。これらの情報については五つの側面から観察したありのままを収集する。

〈基本的欲求に伴う側面から見た「苦」「問題」を判断するための情報収集のポイント〉

呼吸

●患者側から見た「呼吸」に関する反応のすべて

――息がしにくい、酸素吸入は嫌だ、喉がからむ、酸素吸入で楽になったなど

●医療者・看護者側から見た「呼吸」という生理的ニードにおける患者の反応・変化・変調のすべて

――呼吸数・性状、呼吸音、努力呼吸、動脈血ガス分析値、チアノーゼ、喘鳴など

循環

●患者側から見た「循環」に関する反応のすべて

――動悸がする、胸苦しさがある、胸部の痛みがある、四肢の冷感、熱感、めまいがする、目が腫れぼったいなど

●医療者・看護者側から見た「循環」という生理的ニードにおける患者の反応・変化・変調のすべて

――心拍数・性状、脈拍、体温、血圧、浮腫、体重、チアノーゼ、意識レベル、皮膚の色・温度、尿量、口渇　皮膚の色など

飲食

●患者側から見た「飲食行為・行動」に関する反応のすべて

――食欲がない、自力で食べられなくてつらい、飲み込みにくい、おいしくない、満腹感がない、喉が渇く、水分制限がつらいなど

●医療者・看護者側から見た「飲食」という生理的ニードにおける患者の反応・変化・変調のすべて

――食事の摂取状況、吐き気・嘔吐の有無・状況、肥満・痩せの程度、体重の変化、非経口的栄養の有無・状況、栄養状態など

排泄

●患者側から見た「排泄行為・行動」に関する反応のすべて

——ベッド上での排泄はつらい、尿管カテーテルの違和感がある、人工肛門の管理がうまくいかないなど

●医療者・看護者側からみた「排泄」という生理的ニードにおける患者の反応・変化・変調のすべて

——便通・排尿回数、便・尿の性状、尿・便失禁の状態、排尿便障害の有無、人工肛門の管理状況便・尿の検査結果など

運動・活動

●患者側から見た「運動や姿勢」に伴う反応のすべて

——活動・運動に伴う疲労感、運動制限への反応、半身麻痺に対する反応、ギブス装着の違和感の有無、自力で動けないことへの反応など

●医療者・看護者側から見た「運動・姿勢」という生理的ニードにおける患者の反応・変化・変調のすべて

——筋肉の萎縮、関節の拘縮、麻痺の部位・程度、筋力の低下、体位変換、運動制限、身体欠損、関節可動域、装具使用状況、身体活動の低下など

睡眠・休息

●患者側から見た「睡眠や休息」に関連する反応のすべて

——眠れない、熟睡感がない、寝つけない、夜中に何度も目が覚める、病室ではくつろげない・落ち着かないなど

●医療者・看護者側から見た「睡眠・休息」という生理的ニードにおける患者の反応・変化・変調の

すべて
――入眠状況、睡眠時間、不眠の有無、睡眠中断状況・原因、表情など

清潔
●患者側から見た「身体の清潔、身だしなみ」に伴う反応のすべて
――入浴・洗髪制限に対する反応、自力で身づくろいができないことへの反応、清拭に対する不満足感の有無など
●医療者・看護者側から見た「清潔・皮膚の保護」という生理的ニードにおける患者の反応・変化・変調のすべて
――入浴・清拭・洗髪の制限、皮膚・毛髪の状態、手術創や傷の周囲の状態、肛門周囲や外陰部の皮膚の状態・汚れ、皮膚・粘膜の分泌物による汚れの状態、寝具・衣類の汚れなど

衣服の着脱
●患者側から見た「衣服の着脱」に伴う反応のすべて
――衣服の着脱が自力でできないことへの反応、衣服の着脱時の違和感や痛みなど
●医療者・看護者側から見た「衣服の着脱」に伴う患者の反応・変化・変調のすべて
――衣服の着脱時の患者の状況、着脱に伴う随伴症状の有無など

性
●患者側から見た「性に伴う行為・行動・役割」に伴う反応のすべて
――治療、処置に対する羞恥心、性生活への不安、性交器官を手術で失ったことによる不安・焦燥感、夫婦としての役割が遂行できなくなることへの悲しみ、長期入院に伴う夫婦関係破綻への心配、手術や病気によるボディ・イメージの変化、性行為感染症罹患に伴う羞恥心や不安感な

ど

●医療者・看護者側から見た「性に伴う生理的・心理的ニード」に伴う患者の反応・変化・変調のすべて

——性的機能障害の有無・種類・程度、病気・治療が性に及ぼす影響の有無、性的機能障害に対する患者の反応の有無・程度、生殖器官の形態の変化に伴う患者の反応の有無・程度、月経・閉経の状況、性に関する知識や態度など

〈身体的側面から見た「苦」「問題」を判断するうえでの情報収集のポイント〉

●患者側から見た「あらゆる身体症状」に関する反応のすべて

——痛み、倦怠感、呼吸困難、便秘、下痢、咳や痰などのあらゆる身体症状に対する訴え、反応など

●医療者・看護者側から見た、身体症状を伴う変化・変調、対象の反応、測定事項、検査結果などのあらゆる客観的な観察事項のすべて

——発熱、羸痩などのあらゆる症状・徴候、検査データ、計測値、症状に対する対象の反応など

〈内的側面から見た「苦」「問題」を判断するうえでの情報収集のポイント〉

●患者側から見たあらゆる精神活動（知覚・思考力・理解力・判断力・記憶力・意志力・感情・情動・解釈・表現力・価値・信念・伝達など）における反応のすべて

——計算ができない、記憶できない、物忘れが激しい、集中できない、不安感・恐怖感・不信感・罪悪感・強迫観念・無力感・幻覚・妄想などがある、悲しい、いらいらする、希望がもてな

い、絶望感が強い、死にたい気持ちが強い、思ったことを言葉で表現できないなど

●医療者・看護者側から見たあらゆる精神活動（知覚・思考力・理解力・判断力・記憶力・意志力・感情・情動・解釈・表現力・価値・信念・伝達等）における変化・変調、対象の反応のすべて

――思考障害、記憶障害、怒りや不安定などさまざまな情動面の変化・変調、異常行為・行動、欲求不満、ボディイメージの障害、精神症状の有無、言語障害、過度の依存心、退行現象、自己概念の混乱、自殺企図など

●患者側から見た霊的、宗教的、実存的な魂の領域における反応のすべて

――人生の意味や目的に対する疑問、罪過に対する呵責の念、死に対する恐怖心の有無・程度、死後の世界に対する不安の有無・程度、無常感の有無、入院によって信仰上の儀礼が行えないことへの反応、神仏に対する怒りの感情の有無、自分の人生を肯定できないことへの悲しみの感情、病気体験に対する反応など

●医療者・看護者側から見た霊的、宗教的、実存的な魂の領域における変化・変調・反応のすべて

――信念・価値観の動揺や変化、信仰心の動揺や変化、罪悪感・孤独感・虚無感の有無、死に対する不安感・恐怖心、信仰への関心、人生の目的や意味に対する疑問、神仏に対する不審や怒りの感情、人生や自己の否定、人生に対する無常感の有無、自殺念慮など

〈社会的側面から見た「苦」「問題」を判断するうえでの情報収集のポイント〉

●患者側から見た社会的側面における反応のすべて

――仕事・職場に関すること、経済面での気掛かり、家族の将来や子どもの養育に関する心配、家庭内での役割の変化、入院による家庭内の人間関係の変化・破綻、離婚への不安、性的満足が

得られないことへの不満など

●医療者・看護者側から見た社会的変化・反応のすべて

——ボディ・イメージの変化・程度とその反応、社会的孤立感の有無、家庭・職場における役割遂行の変化に対する反応、経済的危機状態の有無・程度、家族間の信頼関係、伝達能力、職場復帰に対する不安・期待状況、同室者との人間関係、家族・医療従事者との人間関係など

〈生活面から見た「苦」「問題」を判断するうえでの情報収集のポイント〉

●患者側から見た生活面における反応のすべて

——入院による環境の変化［食事時間・食事内容・消灯時間・入浴日・外出や外泊が自由にできないこと、一日中寝間着で生活すること、化粧ができないこと、テレビを自由に見られないことなど］、家族との接触が自由にできないこと、プライバシーが確保できないことなどに対する反応

●医療者・看護者側から見た生活面における変化・反応のすべて

——入院による環境の変化や生活様式の変化に対する反応、治療や処置による入院生活上の規制に対する反応など

以上、五つの側面から見た「苦」「問題」を判断するための情報収集のポイントとなる項目については、現段階では、あくまで例としてあげたものである。したがって、分かりやすく具体的で、系統的な観察の視点をさらに検討・工夫していく必要性があるものと考えている。

❖看護過程の第二段階

看護過程の第二段階は、「苦」の因と縁の究明の段階である。つまり、第一段階で収集した情報から、現時点の「苦」や「問題」を判断し、新たに生じ得る可能性のある「苦」や「問題」の予測・確認・明確化をする段階である。

まず、対象の「生老病死」に伴う「苦」「問題」を判断する際には、対象の「生老病死」に伴う情報から、生苦、老苦、病苦、死苦のいずれの苦が顕著なのか、現在および予測も含めて判断する。この場合、その苦しみは単独で存在するのではなく、重なっていることが多いと考えられる。たとえば、手術を目的として入院してきた八十歳の胃がんの男性患者であれば、当然、「老苦」「病苦」「死苦」などの「苦」が混在しているであろう。また、多胎児を妊娠している妊婦の場合には、「生苦」「死苦」に伴う不安や苦が混在してあるかもしれない。いずれにしても、ここでは対象やその家族が、いま人生のどのような時期・状況下で、どのような生老病死に伴う苦に直面しているのかを判断する。

次に、対象の基本的欲求に伴う側面、身体的側面、内的側面、社会的側面、生活面から見た「苦」や「問題」の解釈や判断を行う。具体的には、看護過程の第一段階で示したそれぞれの側面から見た情報収集の内容から、「苦」や「問題」の解釈・判断を行う。つまり、対象が「眼・耳・鼻・舌・身・意」の六根を通して、それぞれの側面における反応のありのままや看護者が客観的に観察した変化・変調のすべてから、現在の具体的な問題の原因・条件を解釈・判断し、今後予測される問題を明らかにしていく段階である。

この段階では、看護の専門家として、科学的な視点で対象の健康上の問題を判断できなければならないことはいうまでもないことである。しかし、時には医療者側が判断・予測する問題と患者側が感じ、受け止めている問題とが必ずしも一致しない場合が生じるように思われる。この二段階目における情報の解釈、問題の確認・予測・明確化をする際に大切なことは、やはり対象がそれらの苦をどのように受け止め、どのように感じているのかを、快・不快の概念を基本に置きながら判断することが大切ではないかと思われる。さらには、患者やその家族が、この看護過程の段階にともに参画しながら自身の問題の原因や条件を自覚し、医療・看護の必要性を認識したうえで看護を受けることが大切であろうと考える。

❖看護過程展開の第三段階

看護過程の第三段階は目標の設定の段階であり、対象のめざすべき理想的な健康状態の明確化の段階である。対象個々人の健康的で理想的な状態を明らかにしていく際には、看護過程の第一段階で収集した情報および第二段階の情報の解釈、問題の予測・確認・明確化を基本において実施することになる。目標を設定する際には、仏教の教えから見た健康生活とはどのようなものなのかを念頭に置いて考えることになるであろう。

すでに述べてきたように、健康は人生の目的を達成するうえで大切なものであるが、健康そのものが人生の目的となるものではない。仏教看護では、「生老病死」の生命の営みの過程において、それらを自然な営みの姿としてとらえ、煩悩に振り回されることなく、自由な境地で日常生活が送れることを望ましい健康状態であるととらえている。したがって、このような健康観を前提にして、個々人の看護目標を設定するのが望ましいものと考える。

具体的な内容については、第2章の「仏教看護における健康観」の項で取り上げているので、ここでは簡単に記しておきたい。

まず、理想的な健康状態とは、その人が今の自分をありのままに受け入れられ、健康でありたいと願う気持ちがあり、現在のみならず将来も健康であろうとする意欲があり、それを実践できる状態であると考えられる。健康の段階から見た具体的健康状態について考えるならば、まずは「健康を維持・増進でき、疾病を予防したり早期に発見できるような行動がとれること」である。また、不健康状態が生じてしまった人であっても、医療関係者と共同して、治療・回復に向けての行動がとれれば健康的であると考えられる。

さらに根治もしくは完治できないような不健康状態が生じてしまった場合でも、生涯、その病いをコントロールしていくことができれば健康的であると考えられるし、手術や事故などで身体の一部や機能を失った場合でも、その現実や事態を受け入れ、日常生活に適応しようとする行動がとれれば健康的であろう。あるいは、病気からの回復やコントロールが難しく、どうしても死を避けられない場合には、それを自然な生命の営みの最終段階として受け入れることができれば健康的であると考える。

このような大目標を前提にして、対象個々人の目標を明確にしていく段階が第三段階である。したがって、第三段階における具体的な看護の目標は、対象の置かれている現時点の状況下におけるめざすべき理想の結果や成果を明らかにしたものであり、実際には、時々刻々変化している対象の状況や状態に合わせてその目標も変わっていくものと考えられる。たとえば、最終目標、中期的目標、短期的目標といった風に区切って立てられることになるであろう。

❖看護過程展開の第四段階

看護過程の第四段階は、理想的な状態にいたるための具体的な看護の方法の選択の段階である。つまり、第三段階で導かれた対象個々人のめざすべき目標と望ましい結果に向けての個別的、具体的、実際的な行動計画を明らかにする段階である。この段階での行動計画では、優先度を設定することが求められる。具体的な行動計画は、可能なかぎり患者自身が納得し、その人の価値や信念と矛盾しないものでなければならない。

ただし、対象の状態・状況によっては、まず生命の安全を考え医療者側の判断において、行動計画を優先しなければならないことも考えられる。しかし、いずれにしても、その計画は患者にとって安全であり、現実的、実際的なものでなければならない。さらには、その行為自体が治療方針と一致しており、専門的な知識・経験・根拠に裏付けられたものであることも必要であろう。そして何よりも大切なことは、この段階においても、患者自らがその過程に参画し、可能な限り患者の意見や要望を尊重した方法を選択していくことであろう。

もちろん、看護過程のどの段階においても、優先性を考慮して実践することが大切であり、通常は医療・看護の専門的見地から見た重要性と緊急性で判断される場合が多いように思われる。一般的な優先順位の決定については、①生命の安全性を脅かす事がら、②苦痛や苦悩を伴う事がら、③回復過程や予後にかかわる事がら、④その人自身の信念や価値に関する事がらの序列で考えておきたい。

❖看護過程展開の第五段階

看護過程の第五段階は、理想的な健康状態にいたるための具体的な看護実践の段階である。この段階で重要なことは、患者が自身の理想とする状況に向かって積極的・意欲的に看護計画に参画し、自らその計画を実践していこうとする姿勢があるかどうかという点ではないかと思われる。つまり、看護は看護者側からの一方的なはたらきかけによって成立するものではなく、看護者－患者という関係の中で進められていくものであり、とりわけ患者自らが〝その気になって〟ケアを受け入れ、参画しようとする姿勢が大切であろう。

また、患者の状態は時々刻々と変化しており、患者の状態が変化すれば、基礎的な情報も変化していくことになる。したがって、看護者は看護実践のあらゆる場面での情報収集を継続し、情報を追加し、評価しながら計画を拡充発展させていくことが必要である。同時に、常に対象の安全性、安楽性ということを念頭に置きながら実践することも大切なことである。ここでも、看護実践に対する対象の快・不快の反応の観察は大切である。

❖看護過程展開の第六段階

看護過程の第六段階は、患者がめざすべき理想的な健康状態にいたったかどうかの評価の段階である。つまり、看護目標を達成できたかどうかを評価することであり、さらには達成できた事項、達成できなかった事項に対して、その要因を分析・検討し看護計画を再査定する段階である。評価をする際に大事な事は、看護者側が一方的に評価をするのではなく、患者側にも参画してもらい、対象の意向も含めて評価していくことである。

また、看護者は患者や家族の状態を観察したり、確認することによって、めざすべき目標とした状態にいたったかどうかを判定することになるが、時には、患者自身の自己評価と看護者側の評価が異なる場合が生じるかもしれない。そのような場合は、第三段階の対象のめざすべき理想的な健康状態を相互に再確認し、評価が異なる原因を明らかにしていくことも必要になるであろう。看護過程においては、いずれの段階であっても、対象が主体的、積極的に参画していく姿勢を大切にしたい。

ここでは、仏教看護の方法論の基本となるであろう考え方、およびその考え方から導かれる看護過程の構成要素を中心として述べてきた。仏教看護の方法論としての看護過程の構成要素は、科学的看護を標榜する一般的な看護過程の構成要素と大きく矛盾するものではないように思われる。看護過程の各段階における具体的な表現の仕方、記述の仕方などについては取り上げてこなかったが、いずれにしても、看護の対象や看護実践者がよく分かり、具体的な行動につながるような表現方法、記載方法を工夫し、用いればよいのではないかと考えている。

繰り返しになるが、仏教看護における看護過程では、人間の「生老病死」を自然な生命の営みの過程としてとらえたうえで、「人間とはいかなる存在なのか、いかに生きるべきなのか」という根本課題までも見すえたうえで「苦」や「問題」をとらえていくことを重視したいと考えている。

(2) 仏教看護における観察の特色

❖仏教の教えに学ぶ観察の大切さ

看護を実践していくうえで、「観察」はその活動の土台となるものであり、看護実践は観察に始まり観察に終わるといってもいいのかもしれない。では「観察」ということについて、仏教の教えから何を学びとることができるのだろうか。

仏教辞典を引いてみると「観察」=「観」=「止観」という関係を見ることができるようである。つまり、「観察」は「観」と同じであり、澄み切った理知のはたらきによってもろもろの法のすがたや性質を観察することを意味するとある。[12] また、「止観」は『荘子』の〈止〉(「唯《た》だ止のみ能《よ》く衆止を止《しず》む」など)と〈観〉(「吾れ之が本を観る」など)の思想をふまえて成立した中国仏教の哲学用語であり、心を外界や乱想に動かされず静止して特定の対象にそそぐ(止)と、それによって正しい智慧をおこし対象を観ずる(観)とをいい、戒定慧《かいじょうえ》(三学)※の定と慧に相当するが、止と観とは互いに他を成立させて仏道を完《まっと》うさせる不離の関係にあると記されている。[13]

※「戒定慧」（三学）とは仏道を修行する者が必ず修めるべき三つの基本的な修行の項目のことである。戒学《かいがく》とは戒律であり、定学とは禅定《ぜんじょう》を修めることであり、心の散乱を防ぎ安静にさせる法であり、慧《え》学とは智慧《ちえ》を身につけることであり、煩悩《ぼんよう》の惑を破り静かな心をもってすべての事柄の真実の姿をみきわめること

（中村元他編『岩波仏教辞典』、三一〇）

仏教学の専門家ではないため、ここに記されている概念を正しく読み取ることは難しいが、看護を実践していく際の「観察」のあるべき姿、本質のようなものをくみ取ることはできるように思われる。すなわち、観察とはただ見るのではなく、心を集中して、私心を入れず、静かな心境で、真実を見なければならないということではないだろうか。同時に、対象を観察する際には正しい専門的知識・技術を持って、何をどのように見、感じるかということの大切さをも学ぶことができる。また、観察をする際には、看護者自らが心身を乱し悩ませ、正しい判断を妨げるような「心」から解き放たれていることが大事であるように思われる。

経典『ダンマパダ』に次のような語句がある。

「まことではないものを、まことであると見なし、まことであるものを、まことではないと見なす人々は、あやまった思いにとらわれて、ついに真実《まこと》に達しない」
「まことであるものを、まことであると知り、まことではないものを、まことではないと見なす人は、正しき思いにしたがって、ついに真実《まこと》に達する」[14]

この教えからは、看護者として「観察」をする際の知識・技術・態度のあり様に置き換えて学ぶことができる。一つには、看護者としての観察の視点を持っていなければ、対象の本当の状態を観察することはできないということである。二つには、対象の状態のありのままを正しく観察することの大切さである。そして三つには、専門家としての観察ができてこそ、対象の状態の正しい判断に結び付いていくという点である。いずれにしても、専門家としての「観察」における責任の重さを問われる思いがする。

さらにブッダの教えを集めた『ブッダの感興のことば（ウダーナヴァルガ）』には、「観察」という章がある。この章では、さまざまな現実や事象を通して、その中から「真実」を見ることの大切が語られているように思われる。そこには四十余りの言葉が記されているが、その中に「見る人は、（他の）見る人々を見、また（他の）見ない人々をも見る。（しかし）見ない人は、（他の）見る人々をも、また見ない人々をも見ない[15]」という言葉がある。

この言葉からは、どのような視点で、どのような内容を、どこまで観察するのかということの大切さ、一見関係がないように思われることからも大切な情報を観察することの意味、相手に関心を払い主体的に観察することの大切さなどについて学ぶことができるだろう。

ところで、仏教看護の方法論を考える上で、その基本となる教えの一つに「八正道の教え」があった。この教えは「四諦の教え」のなかの「道諦」（図1、図2を参照のこと）の内容を構成しているものであり、理想にいたるための八つの正しい実践徳目としてあげられている。その最初の実践徳目が「正見」である。

「正見」とは正しいものの見方をすること、正しい見解をもつことをいう。方法論の最初に「正見」が取り上げられているということは、やはり看護においても実践は観察から始まると考えてもいいであろう。看護者には、科学的、専門的知識や仏教の教えに照らした目で、看護の対象やその家族のさまざまな苦しみの現実・状態・状況をありのままに、かつ目的をもって観察をすることが求められるが、そのためには自分自身を正しく見ること、また、相手の立場に立って物事を見られるような訓練も必要ではないかと思われる。

❖観察をする際の基本的な考え方

看護者は観察をする際に、五感を働かせて行う。つまり、視覚、聴覚、嗅覚、味覚、触覚などである。看護の場面では、観察の手段として味覚を働かせて行う場合は少ないかもしれない。しかし、いずれの看護場面においても、看護の対象も主体もともに、それぞれの感覚器官である五感とそれを感受している意（心）の相互作用をもって観察がなされ、看護が展開されていく。

すなわち、対象が体験し、感受している健康や不健康状態・不健康感、治療や看護などに対する反応はさまざまな形で表現される。表現そのものを反応ととらえてもいいであろう。対象の反応や表現を、看護者は同様に五感と意（心）で感受し、得られた事実を情報化しながら、科学的・専門的な知識・技術でどのような看護が必要であるのかを判断し、行動に移していく。このような過程において、観察という行為が、どのような機序によって行われているのかについて、仏教看護の視点から考えてみたい。

〈「五蘊仮和合《ごうんけわごう》」の人間観からみた観察の機序〉

仏教看護では、対象を観察する際に、「五蘊仮和合」の人間観を重視している。つまり、人間存在は五種の構成要素である、色《しき》、受《じゅ》、想《そう》、行《ぎょう》、識《しき》によって成り立っていると考える。五蘊とは人間の心身の全体をさしており、この五蘊の仮和合としての人間存在、生活の出発点は「六根《ろっこん》」から発生していると考えられる。「根」とは能力を意味し、さらにその能力を有する器官をいう。

「六根」とは眼《げん》・耳《に》・鼻《び》・舌《ぜつ》・身《しん》・意《い》の六種の根であり、たとえば「眼根」とは視覚能力もしくは視覚器官のことであり、同様に「耳根」は聴覚、「鼻根」は嗅覚、「舌根」は味覚、「身根」は触覚についての能力ないし器官のことである。そして「意根」は、先の五根が感覚能力であるのに対し、知覚能力、知覚器官のことであると考えられる。

そしてこの六つの器官には、それに対応する色《しき》・声《しょう》・香《こう》・味《み》・触《そく》・法《ほう》の六種の対象としての「六境《ろっきょう》」があるとされている。「境」は認識の対象または対象領域の意であるが、六境はそれぞれ眼・耳・鼻・舌・身・意の六種の感覚ないし知覚器官に対応する。たとえば、「色境」は眼根によって見られる色彩と形象、「声境」は耳根によって聞き取られるあらゆる音声、「香境」は鼻根によって感じ取られるあらゆる匂い・香り、「味境」は舌根によって感じ取られるあらゆる食べ物の味、「触境」は身根によって感じ取られる堅さ・熱さ・重さなど、「法境」は意根によって知覚される概念を含むすべての存在ということになる。

そして、これらの「根」と「境」との両者によって六種の認識作用である「六識《ろくしき》」が生じるとされている。「識」とは分別や判断などの認識作用、またはそれを行う認識主体としての心であり、六識とは眼・耳・鼻・舌・身・意の六種の識のことである。それぞれの識は、それと対応する六種の感官（六根）と、その対象（六境）とによって起こるということになる。また、根・境・識の和合によって認識がなされることもあると記されている[16]。

たとえば、自分の部屋のテーブルの上に、誕生日にもらった〝赤いバラの花〟が花瓶に生けられていると仮定しよう。私の視覚能力もしくは視覚器官である「眼根」は、「色境」としての目の前の〝赤いバラの花〟の色彩と形象を感受する。そして、それは〝赤いバラの花〟であることを認識する。これが

「眼識」である。もしも、その時に〝赤いバラの花〟を見て美しいと感じたり、〝赤いバラの花〟によって誕生日の様子が想起され、いろいろ感じるところがあるとするならば、それは「意根」によって知覚される概念、つまり「法境」ということになる。

またその時、バラの花の香りを感じれば、嗅覚についての能力・器官である「鼻根」が、「香境」としての花の香りを嗅ぎ、この香りが〝バラの花の香り〟であることを認識することになる。これが「鼻識」である。あるいは、バラに触れた指に棘が刺されれば、「身根」としての触覚が、バラの棘という「触境」によって、〝痛み〟という感覚を認識することになる。この感覚が「身識」である。

このように人間の感覚器官である「六根」は、その対象となる「六境」を縁として対象を認識したり、見解が生じることになる。つまり、人間が生き、生活している世界は、必ずこれらの感覚器官を通して見たり、聞いたり、嗅いだり、味わったり、触れたりなどしながら、それらに対して快・不快、好き・嫌い、喜び・悲しみ、苦・楽などを感受しながら生きている世界であると考えられる。

したがって、観察をする際には、対象の眼・耳・鼻・舌・身・意の感覚作用にとらえられたありのままやそこに現れているあらゆる変化・変調・反応（快・不快、好き・嫌い、喜び・悲しみ、苦・楽など）のすべてを観察することが必要になってくる。そして、それら観察された情報から、看護者の科学的、専門的な知識や仏教看護に対する認識とそれらを活用する能力によって、どのような看護が必要なのかが判断され、決定されることになる。

客観的に観察される眼・耳・鼻・舌・身・意における情報とは、次のような事項の「観察」から得られるものである。

眼

●患者側から見た、「見る」という感覚および行為・行動における反応のすべて

●医療者・看護者の側から見た視覚領域の形態・機能における変化・変調、対象の反応のすべて

耳

●患者側から見た、「聞く」という感覚および行為・行動における反応のすべて

●医療者・看護者の側から見た聴覚領域の形態・機能における変化・変調、対象の反応のすべて

鼻

●患者側から見た、「嗅ぐ」という感覚および行為・行動における反応のすべて

●医療者・看護者の側から見た嗅覚領域の形態・機能における変化・変調、対象の反応のすべて

舌

●患者側から見た、「味わう」という感覚および行為・行動における反応のすべて

●医療者・看護者の側から見た味覚領域の形態・機能における変化・変調、対象の反応のすべて

身

●患者側から見た、「触れる」という感覚および行為・行動における反応のすべて

●医療者・看護者の側から見た触覚領域の形態・機能における変化・変調、対象の反応のすべて

意

●患者側から見た、「思う、感じる」という精神作用における反応のすべて

●医療者・看護者の側から見た精神作用領域における変化・変調、対象の反応のすべて

右記の事がらについて具体的に観察をする際には、患者側、医療者側いずれの場合にも、自覚症状・他覚症状の種類、程度、部位、性状、一時的・持続的・間欠的などの時間や期間、随伴症状、さまざまな治療、処置、検査、検査結果などの条件や状況などを考慮して、患者・家族のそれらに対する事実のありのままや反応について観察することになるであろう。

つまり観察をする際には、対象やその家族が眼・耳・鼻・舌・身・意によって、現実、事実をどのように受け止め、認識しているのか、そしてまた、その現実や事実に対してどのように反応（快・不快、好き・嫌い、喜び・悲しみ、苦・楽など）をしているのか、その種類や程度などが判断できなければならない。

❖観察における「快」「不快」という概念について

「生老病死」に対する人間の反応はさまざまであるかもしれない。「老いていく」という現実に堪え難い「苦」を感じる人もあれば、さほど「苦」とは感じない人もいることであろう。しかし、事象や刺激に対する受け止め方や反応が人によって異なるとしても、感受作用としての「快・不快」「好き・嫌い」「喜び・悲しみ」「苦・楽」などの感覚作用は、共通する概念であると考えられる。

そして、人が五感と意（心）でさまざまな事象や刺激を感受し、反応する場合も、常にそれが大別すれば「快」なる感覚か、「不快」なる感覚かのいずれかの感覚であると考えられる。つまり、身体的なものであろうと、精神的なものであろうと、どのような種類・程度の感受作用であったとしても、それは、快か不快のいずれかの概念に属する感覚作用としてとらえられるのではないだろうか。場合によっては「快」にも「不快」にも属さない感覚があるのかもしれないが、「不快」を感じない場合には、それは「快」なる感覚の方に入るようにも思われる。仏教の教えに次のような記述が見られる。

「世の中で〈快〉〈不快〉と称するものに依って、欲望が起る。諸々の物質的存在には生起と消滅とのあることを見て、世の中の人は（外的な事物にとらわれた）断定を下す。怒りと虚言と疑惑、――これらのことがらも、（快と不快との）二つがあるときに現れる…」

「快と不快とは何にもとづいて起るのですか？　また何がないときにこれらのものが現われないのですか？　また生起と消滅ということの意義と、それの起るもととなっているものを、われに語ってください」

「快と不快とは、感官による接触にもとづいて起る。感官による接触が存在しないときには、これらのものも起らない。生起と消滅ということの意義と、それの起るもととなっているもの（感官による接触）を、われは汝に告げる」

「世の中で感官による接触は何にもとづいて起るのですか？　また所有欲は何から起るのですか？　何ものが存在しないときに、〈わがもの〉という我執が存在しないのですか？　何ものが消滅したときに、感官による接触がはたらかないのですか？」

「名称と形態とに依って感官による接触が起る。諸々の所有欲は欲求を縁として起る。欲求がないときには、〈わがもの〉という我執も存在しない。形態が消滅したときには〈感官による接触〉ははたらかない」[17)]

これらの記述からも、眼・耳・鼻・舌・身・意の六種の「根」とそれに対応する色・声・香・味・触・法の六種の対象としての「境」との両者によって、六種の認識作用である「六識」が生じる場合にも、つねに「快」「不快」の概念が関与しているように思われる。

「快」という漢字の字源には「心にかない、喜ばしいこと」の意があり、字義には「こころよい、心にかなう、喜ばしい」[18)]とある。また「不快」には「心地よくないこと、不愉快なこと」などの意がある。

人間は、六根の一つである「意」と他の五根、つまり「視覚」「聴覚」「嗅覚」「味覚」「触覚」などの感覚器官を通じて外界や人と相互に作用し、反応し合いながら、そこにさまざまな種類や程度の「快」「不快」を感じながら生命活動を行っているものと考えられる。そして、この「快」「不快」の感覚は、母親の胎内にいる時から感受され、死ぬまで続く感覚であろうと思われる。

したがって、対象のさまざまな「苦」や「問題」を判断する際に、その人の六根が感受するあらゆる事象に対する反応が「快」としての反応を示しているのか、「不快」としての反応を示しているのかということが、問題を判断するうえで重要になってくるであろう。

たとえば、腎臓病の患者は塩気のない治療食を食べなければならないことに不快（苦痛・不満・つらさなど）を感じ、手術後の患者は傷の痛みに不快（痛い、つらい、がまんできない、じっとしていられない、眠れないなど）を感じているかもしれない。これらの不快（苦痛）は味覚や触覚などの感覚器官、つまり、舌や皮膚を通して知覚され、最終的には大脳の神経細胞において味気無さや痛みなどの「不快」として認識されることになる。

ところが、同じような状況下、条件下にあっても、刺激に対する快・不快の感じ方が違ってくる場合がある。ある腎臓病患者は、病気を回復させるためには治療食は必要なものであると認識し、むしろ前向きにその食事を受け入れており、さほど苦（不快）には感じない場合があるかもしれない。

術後の痛みに対しても、その人の置かれている条件や状況によって、その不快に対する反応が異なってくるようにも思われる。たとえば、手術の必要性について認識し、術後の痛みについてもあらかじめ説明を受け、医療者・看護者に信頼を寄せている患者は痛みに対する閾値が高いかもしれないし、手術や術後の痛みに対する不安感が強く、医療者に対して不信感を抱いている患者の場合には痛みに対する閾値が低いかもしれない。

このように、さまざまな条件、状況によっても〈感官による接触〉に対する人の「快・不快」の反応が異なるため、次のような点に注意して観察や情報収集を行うことが大切であろう。

①観察や情報収集をする際には、対象の眼・耳・鼻・舌・身・意の感覚作用でとらえられた快・不快の反応のありのままをとらえる。

②感覚作用における人間の反応の仕方は同じであっても、反応の種類、内容、程度は異なるため、快・不快に対する人間の反応も異なることを念頭において行う。

③感覚作用における人間の反応の仕方は同じであっても、快・不快に対する反応の種類、内容、程度はその人の置かれている状況や条件、認識によっても異なることを念頭において行う。

❖観察における基本的態度

観察をする際に、看護者の知識や技術は看護実践を有効なものにするか否かの決め手になるものであるが、同様に相互の信頼関係も大切な要素である。相手とのよい人間関係が保ててこそ、よい看護を提供することができる。よい看護を提供するためには正しい観察ができなければならない。では、よい人間関係、信頼関係をどのようにして築いていけばいいのであろうか。

〈四《し》無量《むりょう》心《しん》の教えに学ぶ基本的態度〉

仏教の人間愛の精神は、まさに「慈悲」という言葉に集約することができるように思われる。一般に慈悲といえば「いつくしみ」「あわれむこと」「なさけ」などという意味に受け取られているが、仏教では元来、他者に利益や安楽を与えるいつくしみを意味する（慈）と、他者の苦に同情し、これを救済しようとする思いやりを表す（悲）の両語を併挙したものであるとされている。この教えは漢字で表現する

な記述がある。

と「抜苦与楽《ばっくよらく》」となり、慈悲の基本的な精神であるともいわれている。経典に、慈悲について次のよう

「あたかも、母が己《おの》が独《ひと》り子《ご》を命を賭《か》けても護《まも》るように、そのように一切の生きとし生けるものどもに対しても、無量の（慈《いつく》しみの）こころを起すべし」

「また全世界に対して無量の慈しみの意《こころ》を起すべし。上に、下に、また横に、障害なく怨みなく敵意なき（慈しみを行うべし）」

「立ちつつも、歩みつつも、坐しつつも、臥《ふ》しつつも、眠らないでいる限りは、この（慈しみの）心づかいをしっかりとたもて」[19)]

慈悲の心については、さまざまな経典で取り上げられているが、引用文にもあるように、母親がわが身をかえりみず、わが子を守り、愛するような純粋な愛情であり、それは生きとし生けるすべてのものに対して注がれる愛情であると考えられる。そしてこのような慈悲の心は、実際には〝四無量心〟という教えにその本質を見ることができる。仏教では四無量心とは、先の慈悲の二つの語に、他者の幸福を喜ぶ（喜）と心の平静、平等心の（捨）が加わったもので、人間関係において成り立つ四つの計り知れない利他友愛の心を示すものである。具体的には次のような四つの内容をいう。

①慈：相手の苦の状態を見て、何とか楽な状態にしようとすること
②悲：相手に対して苦の状態を除こうとすること
③喜：相手が楽になったことを妬まず喜ぶこと
④捨：怨念や親しみを捨て、相手に対して平等に利すること

ここに示されている人間関係では、①の「慈」と②の「悲」は自分から対象に向けられる意志的で、積極的な思い、願い、行動を、そして、③の「喜」と④の「捨」は相手から向けられる状態や関係に対する心のあり様、姿勢、態度などを示しているように思われる。特に④の「捨」の立場は、無私の心であらゆる対象に平等に関わる中から生まれる関係であり、相手の幸福がそのまま自分の喜びとして還ってくる世界のことをいう。言い換えれば、相手を救おうとするところに、自分も救われているというような人間関係として理解できるかもしれない。

ところで、「捨」とは、もともと「無関心」という意味があるが、実は「慈悲」ということにとられない境地が相手に通じることによって生じる「心」であると考えられる。慈悲が相手に通じた時点で、それが「捨」の立場になるということにおいて、慈悲の精神の本来の意味があるように思われる。たとえば、病院における看護者・患者という関係で見てみると、「捨」という立場には看護者・患者という対立したあり方や上下関係はなくなってしまう。もちろん、看護者、患者という役割において、看護する側、される側という関係が成立しているが、看護者側から見た「捨」には個々の患者に対する関心を発露として、その人がその人らしくあることを願う心があり、病気に苦しむその人の苦悩を和らげ救済したいという願いに結び付いている。

その願いに心が動かされ、自然に、しかも積極的に行動として起こされる立場が「捨」ということなる。もちろん、「捨」という立場には、看護の専門家としての知識・技術が伴っていなければならないことはいうまでもない。このように〝四無量心〟の教えは、看護の場において、看護の主体である看護者と対象とがよりよい人間関係を築いていくうえでとても大切な要素となるものであり、慈悲は物質的、精神的な両面に対して働きかける「心」そのものであると考えられる。したがって、このような心は、観察を支える基本的な要素でもあると考えられる。

〈四摂法《ししょうぼう》の教えにみる基本的態度〉

仏教における理想的な人間関係は「菩薩道《ぼさつどう》」ということにも集約されると考えられる。菩薩とは、悟りをめざし、仏道を求めて、自己を犠牲にしてでも、先に述べた〝四無量心〟を実践しつつある人々のことをいう。この菩薩道による人間関係は、次に示す四段階によって完成されると考えられる。これを「四摂法」「四摂事《ししょうじ》」ともいい、菩薩が相手をおさめとって救い、親愛の心を起こさせ、適応の状態にいたらしめることをいう。四摂法の「摂」には、引き寄せてまとめるという意味があり、人びとを引きつけて救うための四つの徳とされているが、具体的には次のような四段階をさしている。

①布施《ふせ》：物心両面で相手のために尽くすこと
②愛語《あいご》：やさしい言葉をかけること
③利行《りぎょう》：相手のためになる行為をすること
④同事《どうじ》：相手と同じ立場に立つこと

福祉実践者でもある看護者は、看護行為や態度においても、この菩薩道としての四摂法を備えることで、対象者との信頼関係を確立することができるものと考えられる。この四段階は宗教的、仏教的な態度であるというよりも、看護を実践するうえで看護者に求められている基本的態度や要素ではないかと思われる。また、布施にしても、利行にしても、専門的知識・技術がなければできない行為であることはいうまでもない。

看護者一人ひとりが内に「四無量心」を保ち、外には「四摂法」を実践することにより、対象とのよい人間関係、信頼関係が成立し、そのことが本当の観察につながり、さらには仏教看護の目的や目標に向かっての具体的な行動計画へとつながっていくものと考えたい。

〈無財《むざい》の七施《しちせ》の教えにみる基本的態度〉

四摂法の教えの最初に「布施」という行為が出てきたが、これは物心両面で相手のために尽くすこと、人々に福利を分かち与えることである。『仏教聖典』には次のような「無財の七施」の教えが記されている。つまり財なき者にもなし得る七種の「布施行」のことである。経典によっては、その順番と表現が若干異なって記されているようであるが、七種の項目内容については同様であるように思われる。

①身《しん》　施《せ》：身をもって人から敬われ愛されるような行いをなしていく
②心《しん》　施《せ》：他人や他の存在に対して思いやりの心をさし向けていく
③眼《げん》　施《せ》：人の心がなごやかになるようなやさしいまなざしをもって見ていく
④和顔施《わげんせ》：心を開いて柔和な笑顔を絶やさないでいる
⑤言《ごん》　施《せ》：人に信頼されるようなおもいやりのこもったあたたかい言葉をかけていく
⑥床座施《しょうざせ》：人が安らげるような場を整えたり、自分の席を譲っていく
⑦房舎施《ぼうしゃせ》：人が泊まる場や休息できる場を施し、もてなしをしていく

このような布施行の内容は、四摂法の教えに重なるものがある。つまり、よりよい信頼関係、人間関係はこのような行為、行動、態度の中から生まれるものではないかと思われる。観察という行為は、まずは相手を見ることから始まるが、その際に眼施、和顔施はとても重要な要素であり、そこで交わされる会話においても言施はとても大切であるように思う。

サンスクリット語のウパスターナ（upasthāna）には「近くに立つこと」「傍らに立つこと」の意があり、転じて「奉仕」「世話」「看護」などと訳されている。仏典において「看護」を表わす語の原意が「傍らに立つこと」「近くに立つこと」であることに注目しておきたい。また、ケアの日本語訳の一つ

である「世話」は、サンスクリット語のセーバー(sevā)からきた言葉であり、サービスの語源でもあるといわれている。セーバーは「親近」という意であり、つまり、親しみをもって相手に近付くという原意がある。ここに看護の最初の姿勢があるように思われる。身施の最初の行いは、まずは相手に親しみをもって近付き、傍らに立つという行為から始まるものであると考えたい。

本章では、仏教看護方法論の基本的な考え方について述べてきた。したがって、看護過程の各段階における具体的な観察の視点や判断基準、表現の仕方、記述の方法などについては詳しくは取り上げてこなかった。しかし、実際には、看護の対象や看護実践者がよく分かり、具体的な行動に結び付けられるような観察の視点、判断基準、表現方法、記載方法などをそれぞれの病院や病棟で検討・工夫し、用いてもいいのではないかと考えている。

いわゆる看護診断の考え方に逆行しているように感じられるかもしれないが、要は看護専門家として、対象に対してよりよい看護を提供していくことが何よりも大切なことであり、その姿勢さえ崩さなければ、新たな発想、試みも意味のあるものになるのではないかと考えられる。

看護者自らが、自分たちの看護実践例や体験を丁寧に振り返りながら、再確認、再検討しつつ、自分たちの看護実践から生み出していく「方法論」こそ、わが国にふさわしい看護の個別性と独自性をもったものとして、しっかりと根付いていく理論になるように思われてならない。その際、科学的看護としての看護方法論に加え、仏教看護方法論の基本となる考え方や価値観を多少なりとも意識して取り組んでいただければ幸甚である。

引用文献

1）『和英対照仏教聖典』（仏教伝道協会、二〇〇〇年、三三三）
2）中村元他編『岩波仏教辞典』（岩波書店、一九九二年、四二三）
3）中村元訳『ブッダ最後の旅』（岩波文庫、一九九六年、二二）
4）『和英対照仏教聖典』（仏教伝道協会、二〇〇〇年、三三一）
5）薄井坦子他編集『看護学術用語』（日本看護科学学会、一九九五年、八）
6）小玉香津子他訳『今改めて看護とは』（日本看護協会出版会、一九八四年、二四）
7）金井一薫『ナイチンゲール看護論・入門』（現代社、一九九六年、二七六）
8）松村明監修『大辞泉』（小学館。一九九五年、七八八、七八九）
9）中村元他編『岩波仏教辞典』（岩波書店、一九九二年、一九五）
10）中村元『原始仏教　その思想と生活』（日本放送出版協会、一九九五年、六六）
11）ミルトン・メイヤロフ『ケアの本質』（ゆみる出版、一九八七年、九三）
12）中村元他編『岩波仏教辞典』（岩波書店、一九九二年、一四〇）
13）同右、三四〇
14）中村元訳『ブッダの真理のことば』（岩波文庫、一九九一年、一一）
15）中村元訳『ブッダの感興のことば』（岩波文庫、一九九一年、二五〇）
16）中村元他編『岩波仏教辞典』（岩波書店、一九九二年、八四六）
17）中村元訳『スッタニパータ』（岩波文庫、一九九一年、一九一、一九二）
18）上田万年他編『新大字典』（講談社、一九九三年、八三九）
19）中村元訳『スッタニパータ』（岩波文庫、一九九一年、三八）

あとがき

かつて、『仏教看護学』という大日方大乗氏の著作が風間書房より出版されたのは一九六六年のことであった。その本は看護者、看護教師、一般婦人の教養のために書かれたものといえるであろう。しかし、その本もすでに絶版になっている。以来、仏教看護学という言葉を看護界や看護教育現場で耳にしたり目にする機会はきわめて少なくなった。というよりも、ほとんどなかったといっていいのかもしれない。

そして、現状においても、仏教看護学なるものが「学」として位置づけられ、体系化され、認められているわけではない。あるいは看護学の中の一科目として認められているわけでもない。ではなぜ今、「仏教看護」を問おうとしているのか。なぜ、看護論や看護学に、あえて「仏教」をつけようとするのか。利用者の立場から見た、よりよい看護とはどのような看護をいうのだろうか、ということを常に念頭に置きながら稿を進めてきた。

仏教には素人であり、仏教の専門家からみたら、お叱りを受けるような解釈も多々あることであろう。しかし、少しでもよりよい「看護」を提供したいという看護者の願いに、結び付く看護論の提示が素意であったことをもって、お許し願いたいと思っている。

そして、このような冒険的な試みを、一冊の本にすることを快く受けていただいた三輪書店の代表者三輪敏氏に心から感謝申し上げたい。また、本をまとめるに際し、助言と励ましを与えてくださった田宮仁氏に心から感謝し、お礼申し上げたい。さらには第3章の展開においては、大谷大学真宗総合研究所長吉元信行氏のご教示をいただいた。心よりお礼申し上げたい。

二〇〇〇年六月

中央と南アルプスを望む研究室にて

藤腹　明子

平成十六年十二月に「いのち」を主題とし、仏教を基にし、将来に活かせる日本的な「いのち」へのかかわりの理論と方法と実践を開拓していくことを志向して「仏教看護・ビハーラ学会」を設立いたしました。仏教と看護の連携や日本的な看護のあり方についても、学会を通じて、より多くの方々とともに研究と実践を展開していきたいと願っております。ご関心のある方々のご入会をお待ちしております。学会やご入会手続き等は、左記のホームページをご覧ください。

仏教看護・ビハーラ学会(ホームページ http://www.jabnvs.jp)

事務局　〒五二九－〇四二五　滋賀県長浜市木之本町木之本九四二

■著者略歴

藤腹明子（ふじはら・あきこ）
滋賀県生まれ。国立京都病院附属高等看護学院卒業。佛教大学文学部佛教学科卒業。淑徳大学客員教授
日本死の臨床研究会世話人。仏教看護・ビハーラ学会会長
著書として、『仏教看護論』『仏教看護の実際』（いずれも三輪書店）、『看取りの心得と作法17ヵ条』『死を迎える日のための心得と作法17ヵ条』（いずれも青海社）、他

仏教と看護――ウパスターナ 傍らに立つ

2000年7月5日　第1版第1刷発行
2011年10月31日　第1版第5刷©

著者――藤腹明子
発行者――青山　智
発行所――株式会社三輪書店
東京都文京区本郷6-17-9　〒113-0033
電話（03）3816-7796（代）
http://www.miwapubl.com
印刷――壮光舎印刷株式会社

ISBN 978-4-89590-125-3 C3047